周永志经方课堂：内外同治

周永志　编著

河南科学技术出版社

·郑州·

内容提要

以脏腑经络解伤寒，把伤寒条文实质化、客观化，把外感疾病与内伤疾病机理合二为一，是本书编写的基本原则和目的。本书分为三大部分，第一部分介绍伤寒六经提纲，分别对太阳病、少阳病、阳明病、太阴病、少阴病和厥阴病的核心病机进行了一定程度的分析，但要认识到这仅仅是核心病机，而非全部病机，具体完整病机要从众多伤寒条文中提炼。第二部分逐条解读伤寒条文，抽象出条文的核心病机或者症状，以点带面去深入理解伤寒，尽量把伤寒条文通俗化，包括通过伤寒外感条文，理解内伤疾病的治疗方法。第三部分简要探讨了医圣张仲景伤寒诊疗体系的价值，以及未来的发展方向等问题。

图书在版编目（CIP）数据

周永志经方课堂：内外同治 / 周永志著 . -- 郑州：河南科学技术出版社 , 2025. 3. -- ISBN 978-7-5725-2037-2

Ⅰ. R222.26

中国国家版本馆 CIP 数据核字第 2025AS0669 号

出版发行：河南科学技术出版社
    地址：郑州市郑东新区祥盛街27号 邮编：450016
    电话：（0371）65788613 65788628
    网址：www.hnstp.cn
出 版 人：乔　辉
责任编辑：任燕利
责任校对：董静云
封面设计：中文天地
责任印制：徐海东
印　　刷：河南文华印务有限公司
经　　销：全国新华书店
开　　本：890 mm × 1 240 mm　1/32　印张：8.25　字数：190千字
版　　次：2025年3月第1版　　2025年3月第1次印刷
定　　价：49.00元

自序

　　《经方三十六讲》出版以来，受到不少读者的喜爱，对于中医学习及中医临床略有助益。该书对医圣张仲景伤寒体系的解读，亦独树一帜。仲景评价中医，玄冥幽微、变化难极，探其理致困难非常，现代人学习《伤寒论》，也有同感。为了更好地弘扬仲景之学，延续《经方三十六讲》的学术思想，帮助更多人认识和学习中医，遂有了编写本书的打算。

　　笔者在临证中，持续思考中医之难点，不断与中医同道交流，发现目前中医存在一个严重问题，即中医理论众多、派系林立，大家缺乏一个统一的立足点，所以不能进行有效的交流。各个中医流派都认为自己是正确的，别人的理论观点不足取，甚至江湖骗子也能够把中医讲得头头是道、无可辩驳。其实中医的这个问题不是现在才出现，而是一直以来就存在，刘渡舟老先生就中医缺乏共同基础交流平台的问题，曾经提出了自己的解决方案。

　　刘渡舟作为知名的中医大家，也是伤寒大家，有"南陈北刘"的美誉，他认为伤寒是中医的核心，毕生致力于仲景伤寒体系的学习、研究及临床实践，明确提出"六经辨证是以三阴三阳的六经经络及其相互络属的脏腑的生理、病理变化作为物质基础的"。刘老这段话告诉我们，中医的基础是物质性的脏腑经络及气血，仲景伤寒六经的实质也是物质性的脏腑经络及气血，有了这个共同的基础，大家在进行中医交流时，才会有迹可循，才能分出对错，也才能把滥竽充数之人赶出中医这个庄严肃穆的殿堂！

"伤寒六经的实质是脏腑经络"。这是一个振聋发聩的声音，刘老一辈子都在践行着该认知。伤寒体系的百花齐放，方证理论、三部六病理论的探索，亦有可取之处。解读及学习伤寒，以脏腑经络实质去海纳百川，在物质基础不变的情况下融入诸家之长，是中医学习，也是中医发展的真正道路。

本书延续了刘渡舟先生的学术思想，坚持从脏腑经络气血的角度去解读伤寒六经和伤寒条文，让学习者能够透彻地理解医圣仲景的学术观点，以及疾病诊疗的客观之处，避免使用虚无缥缈的语言模式去搪塞读者。刘渡舟先生首次明确提出了伤寒六经的脏腑经络实质化观点，然而缺乏有力的工具用于从实质化方面解读伤寒条文，笔者有幸结缘"五脏穿凿论"，从而获得了这一工具，并愿意继承中医前辈的衣钵，去为中医发展，为伤寒明晰化传播积极努力。

医圣仲景的伤寒体系庞大驳杂，诸多条文艰涩难懂，流传过程中甚至有错笺存在，笔者在解读时，力争把所有重点条文解读清楚，把伤寒六经体系完整构建起来。完整的伤寒六经体系，清晰的疾病表现，明确的治疗方法，是本书要达到的基础目标；在此基础上，以伤寒太阳篇为核心，融合《伤寒论》之前的《内经》理论，应用现代中医研究成果，探索外感疾病与内伤疾病一致性的病机所在，开拓出中医疾病诊疗的新途径，是本书的重点方向。

在此，感谢广大读者的支持，也感谢在本书出版过程中给予我帮助及支持的各位朋友！

周永志

2024 年 5 月

目录

目录

第三部分

结束语：伤寒美好蓝图绘制问答录

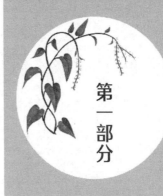

第一部分

伤寒六经提纲解读

伤寒六经提纲解读原则

解读伤寒六经提纲，需要有一把尺子，有了尺子，我们才能有非常好的切入点，这样得出的结论才能客观，形成一种稳定的中医知识，进一步运用到临床当中。只有我们的尺子固定不变，整个伤寒体系才能有分有合，伤寒六经的六大提纲才能最终构成一个相对完美的整体结构。

解读伤寒六经提纲，包括后续的伤寒条文，我们用到的尺子是"五脏穿凿论"。该理论认为肺与膀胱相通、心与胆相通、心包与胃相通、脾与小肠相通、肾与三焦相通、肝与大肠相通。《内经》认为，人体十二经络以足为核心，可以简化为六经系统，即三阴三阳（太阳、少阳、阳明、太阴、少阴、厥阴）。把五脏穿凿论与伤寒六经结合起来，就形成了足太阳膀胱系统，包括肺；足少阳胆系统，包括心；足阳明胃系统，包括心包；足太阴脾系统，包括小肠；足少阴肾系统，包括三焦；足厥阴肝系统，包括大肠。

简单来讲，医圣仲景的太阳系统以膀胱、肺为核心；少阳系统以胆、心为核心；阳明系统以胃、心包为核心；太阴系统以脾、小肠为核心；少阴系统以肾、三焦为核心；厥阴系统以肝、大肠为核心。这些基础性的知识，是确保我们能够从脏腑经络气血角度正确解读《伤寒论》（以下简称伤寒）的关键点，需要用心牢记。

太阳病提纲解读

太阳之为病，脉浮，头项强痛而恶寒。

太阳系统，包括膀胱和肺两个脏腑，其提纲着重从太阳系统的常见病、多发病来进行总结归纳。足太阳膀胱系统，是人体的热量运行系统，通行人体阳气，其感受外在风寒之邪，膀胱经阳气被郁闭，寒热交争，即出现脉浮的特点，所以"脉浮"也被认为是太阳系统感受风寒邪气的典型脉象。该提纲中，并没有提到发热，这给予我们一个重要的提示，太阳膀胱经阳气通行障碍，郁闭不得外泄，在特殊情况下，如太阳经能量不足，或者未完全郁闭，也不一定出现发热的症状。

在太阳病提纲当中，"头项强痛而恶寒"对于识别太阳膀胱经疾病具有非常重要的指导意义。这里面，我们首先要理解"强"字的意义。强，即僵，僵硬不柔和的意思，结合太阳膀胱经从头部走行颈项后侧的路径，故而知道头痛、颈项后侧僵硬是太阳膀胱经受寒之后会出现的症状。

恶寒，通俗的理解是怕冷，但其准确解读是怕冷且得衣而寒不解，说明了太阳膀胱经阳气被郁闭，不能到达体表的一种病理状态。日常生活中，如果有人说他怕冷，尤其是头颈背部怕冷，大概率是太阳膀胱经阳气运行出现了问题，或不足，或郁闭。

太阳系统包括肺体系与膀胱体系，膀胱体系包括膀胱腑、膀胱经和膀胱俞。外在寒气侵袭人体，主要从膀胱经入，故而太阳系统提纲从此入手，提出"太阳之为病，脉浮，头项强痛而恶寒"的要点。作为一名临床医生，我们既要认识到太阳系统外感疾病的特点，也要认识到太阳系统疾病的复杂性，点、面、体结合，全方位认识太阳系统疾病。

少阳病提纲解读

> 少阳之为病，口苦，咽干，目眩也。

首先，我们要提示，少阳系统是以足少阳胆为核心进行命名并论述疾病的，其包括胆体系与心体系。伤寒六经实体化、脏腑经络化的思路贯穿本书，这是笔者写作的初衷，亦是对中医先辈的一种敬仰。

其次，我们要理解足少阳胆与手少阳三焦之间解剖可分但功效一体的密切关系。《内经》称少阳为游部，在十二经络体系中独树一帜，即足少阳胆经与手少阳三焦经经气互通，功能相互影响。中医前辈张锡纯认为手少阳三焦主体为膜，贯通周身；而少阳胆壁本身为膜，其关联结构胁下板膈之膜，统受三焦管辖，并提出少阳胆经之病发病的核心基础是三焦之膜。通过《内经》和后世医家的论述，我们可以知道少阳系统篇，虽重点讲少阳系统的胆、心之病，但其发病往往涉及三焦，这正是小柴胡汤频繁见于少阳篇的原因所在。

中医认为，相火寄于肝胆，胆热通过三焦黏膜系统到达口之孔窍，故见口苦；胆、三焦之火灼伤津液，随之出现咽干之症状；目眩，为该提纲中的重点之一，原因在于胆火挟风上扰，而少阳胆起于目内眦，故见目眩。综合来讲，口苦、咽干及目眩，与其说是少阳胆之症状，不如说是少阳胆、三焦的联合症状。临床中，一些胆经有热的患者外受风邪感冒，初起症状不是发热恶寒，而是目眩，原因就在于此。

学习仲景伤寒六经系统的少阳篇，我们既要牢牢把握胆－三焦功能的一体性、治疗用药的互换性，同时也要认识胆－心系统疾病的独特性。

阳明病提纲解读

> 阳明之为病，胃家实是也。

伤寒六经体系的阳明病，以足阳明胃为核心，包括胃体系与心包体系，其典型特点是燥热乏津。心包经通于胃，但相对于胃而言，心包经对于燥热的耐受性更差、耐受点更低，故胃之燥热多表现于心包经，这是竹叶石膏汤、白虎汤作为心包系统方剂，解除心包、胃燥热的原因所在。

中医大家张锡纯讲他在行医的过程中发现用于治疗阳明胃燥的白虎汤可以替代承气汤的功能，达到畅通大肠的作用，从侧面印证了胃与大肠治疗策略一致的诊疗理念。

医家在总结阳明系统疾病诊疗时，认为存在无形之热与有形之热，无形之热的根基在胃，以白虎汤为主；有形之热的根基在大肠，以承气汤为主。阳明病提纲，提出了"家"的概念，一方面是指胃与心包为一体，另一方面指胃与大肠为一家，这是我们学习阳明篇时需要把握的核心。

阳明系统胃家实，需要注意的一点是患者容易出现谵语，这是精神意识状态异常的表现。正常情况下胃病患者不可能出现意识障碍，但胃病影响心包系统时，则会出现各种意识障碍。临床中，胃病往往会引起躯体不适症状及情绪焦虑，现代医学称之为胃神经官能症，其实也是胃－心包的联合病变，这是中医治疗的优势。学习阳明篇，尤需注意这一点。

太阴病提纲解读

> 太阴之为病，腹满而吐，食不下，自利益甚，时腹自痛，若下之，必胸下结硬。

疾病的发生，一定存在病位，且这个病位必然涉及脏腑、经络及其气血供应之所。伤寒六经之太阴病，其病位在脾与小肠，这是我们正确解读太阴病提纲的前提。

五脏穿凿论认为脾与小肠相通，因而大家往往把脾和小肠混为一谈，其实二者有着实体和功能方面的本质区别。小肠作为消化系统的一个空腔脏器，其主要功能是泌别清浊，是食物消化吸收的主要场所；脾脏，古人认为包括了胰腺，也被称为副脾，其功能主要有二：一是帮助小肠进行消化吸收，二是把小肠吸收的能量有序地供给其他脏腑，故称其功能为升清降浊。太阴脾系统作为后天之本，与小肠相互配合，为人体源源不断地提供能量，这非常重要。

医家往往用"本虚标实"来形容太阴系统疾病的特点，即脾多为虚证、寒证，小肠多见实证，这个观点在太阴病提纲中得到了充分的体现。

"腹满而吐，食不下"，提示我们六腑以通为用，当小肠功能异常，如被寒、湿、食等邪气阻碍气机时，就会出现腹部胀满、呕吐以及吃不下饭这些症状。从现代医学的角度看，此类症状属于小肠梗阻，或者不完全性梗阻，病位在小肠。

"自利益甚，时腹自痛"，提示我们脾脏容易出现虚证、寒证，所以很多脾虚的人，即使没有吃寒凉、刺激性食物，也依然会出现大便稀、次数多的情况。脾虚人群，尤其是儿童，经常出现腹痛，这些都充分说明了脾脏虚寒的特性。

"若下之，必胸下结硬"，提示我们脾与小肠疾病的一个典型特点就是容易形成结胸之证。脾与小肠功能联合，为人体供给能量，供给重点是胸中大气。当脾与小肠功能失常时，若再不当使用下法治疗，则脾系统更虚，胸中大气非但不能有效得到能量供给，反而被寒邪痰饮等阻滞枢机，故而出现阻滞，结于胸下。胸下结硬，除了疼痛，还可能出现胸闷气短等关联症状，这是临床中需要注意的点。

医圣仲景在太阴病提纲中，从小肠、脾、胸中大气三个方面揭示了脾系统疾病的核心特点。

少阴病提纲解读

少阴之为病，脉微细，但欲寐也。

伤寒六经的少阴系统，包括肾体系与三焦体系，本提纲着重从少阴肾的角度论述少阴系统疾病的一个典型特点，即肾体系功能异常导致心肾不交，出现脉微细、但欲寐的情况。

历代医家论述该提纲，相同点是认为少阴肾体系出现了问题，不同点在于是少阴寒证还是少阴热证，部分医家认为少阴寒证是出现脉微细、但欲寐的病理因素，部分医家则认为少阴寒证、热证均可能出现，争论不一。临床中，部分患者服用滋补肾阴的药物或者寒凉药物之后，会出现瞌睡明显的情况，甚至会出现一天之中大部分时间昏沉的情况，可见该提纲的整体病理特性是偏于寒。

少阴系统的脉微细、但欲寐，其实与心肾不交相关。从肾系统讲，当少阴肾体系出现异常，如肾阴过盛，或者肾阳虚损，则肾阴不能上滋心火，心火虚衰，在这种心肾不交的情况下，脉不能得心肾相交之正气，故而出现微细；精神不得滋养，故而出现精力不济、欲睡的情况。少阴热证，耗损肾中真阴，也会出现肾阴不能上滋心火的心肾不交证，见到提纲中所讲之病症，故部分医家认为少阴寒证和热证均可能出现脉微细、但欲寐的情况。

"脉微细，但欲寐也"，作为少阴系统疾病的重要识别点，体现的是心肾不交，但在临床中，肾与三焦相通，而三焦蕴含相火，故在很多情况下，相火容易参与到肾体系疾病当中。在心肾不交的基础上心火衰弱时，为了维持人体功能的有效运行，相火上行，辅助及取代君火发挥作用，表现出一种热象，这是很多慢性疾病发生的根本原因。肾中蕴含元气，肾中相火旺盛，会耗损肾中元气，对身体健康和寿命造成不好的影响，故《内经》中讲"阴精所奉其人寿，阳精所降其人夭"。

人体疾病是复杂的，即使是医圣仲景，也很难使用一个提纲来概括某一系统疾病的所有内容，但"脉微细，但欲寐也"作为少阴肾系统提纲，很好地揭示了少阴系统的核心病理机制，那就是心肾不交。

厥阴病提纲解读

> 厥阴之为病，消渴，气上撞心，心中疼热，饥
> 而不欲食，食则吐蛔，下之利不止。

医圣仲景的伤寒六经提纲，若说争议最大又被严重忽视者，非厥阴系统提纲莫属，原因有二：第一，厥阴系统提纲中涉及吐蛔虫，部分医家认为蛔虫是厥阴系统疾病的重要原因，而目前蛔虫疾病已很少，故该提纲不被重视；第二，该提纲中虽然涉及中医非常重要的症状消渴、利不止，但历代医家均未能非常确切地对其进行解读，并把其转化为切实的治疗方法。作为提纲解读，我们必须解决这两个问题，使大家真正理解医圣仲景的谆谆之心。

消渴，作为中医的一类重要疾病，在厥阴病提纲中被重点提出，可见厥阴肝与消渴关系密切。现代医学研究证实，肝脏储存肝糖原，对于血糖调节非常重要。医家认为，肝脏寄存有相火，肝气挟相火上逆于胃，阳明胃燥合并相火旺盛，是形成消渴的核心因素，所以有医家形容消渴本质为"胃虚之消渴"。仲景在厥阴病提纲中提出消渴，为我们治疗糖尿病提供了切实的依据。

"气上撞心，心中疼热，饥而不欲食"，体现了肝胃之间的一种病理关系。在正常情况下，胃中有热，则容易出现饥饿，且能食；可若这种胃热来源于肝，含有上逆之肝气，则会感觉

到饥饿，但又不想吃东西。临床中患者往往自我描述容易感觉饿，但不想吃饭，或者一吃饭就感觉很难受，原因就在于此。

"食则吐蛔，下之利不止"，这句话在条文中作用非常关键，也体现出了古人观察入微、亲身实践的精神。食则吐蛔的关键不在于吐蛔虫，而在于进食后会出现明显的呕吐，甚至严重的呕吐，这种呕吐原因不在胃，而在肝气之上逆。"下之利不止"在现代社会中出现得特别多，就是很多人都经历过的尴尬场面——餐桌腹泻。有些患者在描述腹泻时讲到，正在餐桌上吃饭，吃到一些油腻食物或者寒凉食物，立即就想去厕所，刻不容缓，这就是此处讲的"利不止"，原因在肝。"食则吐蛔，下之利不止"，原因在于肝气上逆，不得出路，此时进食则吐，稍进刺激性食物则泻下，以此来疏解厥逆之肝气。

厥阴病提纲作为伤寒六经的最后一个提纲，非常经典，为现代很多疑难病及慢性疾病的治疗提供了方法。此处，笔者也提醒大家，《伤寒杂病论》在流传的过程中被分为《伤寒论》《金匮要略》两个部分，《伤寒论》讲外感、《金匮要略》谈内伤，但是在临床中，我们要认识到人体疾病的整体性，完全可以把外感和内伤疾病统一归属于伤寒六经体系，以方便进一步认识中医，践行临床。

伤寒六经提纲解读拾遗

人体是一个整体，又可分为内在的脏腑，外在的筋、脉、骨、肉以及沟通内外的气血，这种局部可分、整体协调、精密运行的复杂状态，决定了人体疾病的复杂性。从伤寒六经体系的层面讲，我们要注意疾病诊疗过程中的时间传变及时间干扰。

时间传变，指的是三阳三阴的疾病传变顺序，即太阳→阳明→少阳→太阴→少阴→厥阴。例如，太阳系统外感疾病容易传入阳明化热，并可进一步传入少阳系统；太阴系统疾病，尤其是脾虚脾寒，容易造成少阴系统的肾气肾阳亏虚；少阴系统疾病化热，会波及厥阴，出现逆证等。然而，在临床中，疾病传变并非如此简单，如存在外在寒邪直中，又如直接出现少阴寒证，还可能出现越经传变等情况。所以，对于疾病的伤寒六经传变，我们既要注意某些疾病特殊的经络传变，同时也要考虑疾病可能出现直中、越经传变等情况。

所谓时间干扰，是指仲景在伤寒系统中所提到的六经病欲解时，即六经病在某些时间阶段会出现变化，由此可推测出人体脏腑之间的某种关联。例如，少阳病欲解时，从寅至辰上，寅从凌晨 3 点开始，辰从早上 7 点开始，表明少阳病在 3 点到 7 点这个时间段容易出现变化，所以用药或者治疗时可以选择这个时间段。另外，这个时间段与肺、大肠相关，如果患者在这个时间段出现身体异常反应，如失眠等，就要考虑是否存在肺气虚或者大肠燥热等情况。

时间传变与时间干扰，不但是伤寒六经系统疾病诊疗时需要注意的事项，同时也是中医各流派在疾病诊疗时遵循的原则，疾病的时间性对于我们中医的科学研究也具有非常重要的意义。

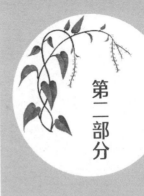

第二部分

伤寒条文解读

伤寒、中风——伤寒条文学习的重要切入点

> 001 太阳之为病，脉浮，头项强痛而恶寒。
>
> 002 太阳病，发热，汗出，恶风，脉缓者，名为中风。
>
> 003 太阳病，或已发热，或未发热，必恶寒、体痛、呕逆，脉阴阳俱紧者，名为伤寒。

外感疾病是太阳系统疾病的主要类型，其发病与太阳膀胱经、肺经有非常密切的关系，发病形式往往是联合发病，有所侧重，或者侧重于膀胱经，或者侧重于肺经。医圣仲景把太阳外感主要分为两大类型，即太阳伤寒与太阳中风，太阳伤寒偏重于膀胱经，太阳中风偏重于肺经。

太阳伤寒与太阳中风是太阳系统的两个重要概念和疾病类型，且涉及腠理、营卫这些不太容易被准确理解的专业名词，故初学伤寒者虽感觉这两则条文很简单，字面意思很好理解，但临床运用时感觉有些困难，于是会发出感叹："中医治疗外感，其实真的很难。"

腠理，主要是指皮肤与肌肉之间的空隙或间隙，里面充满了纹理结构，所以叫作腠理。腠理隶属于人体的三焦系统，被医家认为是三焦之气输送于外的物质结构，故讲腠理通行真元之气。腠理遍布人体内外周身，但体表腠理有着自己的特殊性：

第一，体表腠理偏外者与皮毛关系密切，偏内者与肌肉关系密切，内外腠理之间存在密切的关系；第二，肺主皮毛，脾主肌肉，三焦主腠理，太阳膀胱参与体表管理，故体表腠理病变往往涉及肺、脾、三焦、膀胱四个脏腑。

营卫，是学习中医时经常遇到的一个概念，也是必须掌握的一个概念。营卫，又称营血和卫气、营阴和卫阳，可见二者是一对相互帮助的物质系统。中医认为，人体先天元气与后天脾胃之气汇聚，衍生出调控性的胸中大气、营养性的营血及保护性的卫气。其中，营卫虽然可分为二，实则为一，只不过因为功能特点不同，故区分之，所以有营卫不分，且营行脉中、卫行脉外的说法。

腠理与营卫相结合，营卫为腠理提供营养，所以有卫气肥腠理的说法；进一步区分，则是卫气偏重于皮肤腠理，营血偏重于肌肉腠理，所以体表有了营卫之分，外感疾病有了营卫不和的相关说法。

肺主皮毛，膀胱主表，二者共同保护人体之藩廓。太阳伤寒的本质是外在寒邪侵袭膀胱经，影响了膀胱经的温煦和气化功能；太阳中风的本质是外在寒邪侵袭人体皮肤腠理，出现皮毛卫外功能的失常。寒邪如要侵入人体皮肤腠理，首先需要毛孔处于开泄状态，而风主轻扬开泄，故把皮肤腠理受寒称为中风。事实上，一个人出现太阳中风，未必真的有外在风邪，例如活动后出汗，毛孔开泄，此时寒邪入侵，腠理瘫痪，出现感冒，即太阳中风。

了解了以上这些，我们再来看太阳中风和太阳伤寒的条文，就能相对比较清晰地认识到二者的不同。太阳中风，发热乃是腠理被郁闭、卫阳不能正常发散所导致；汗出原因在于毛

孔开泄，营阴外渗；毛孔开泄，卫阳不能固护，出现恶风非常
正常；脉缓的原因仍然在于皮肤腠理开泄，局部没有非常明显
的郁遏，故脉呈相对缓象。太阳伤寒，乃寒邪郁闭了太阳膀胱
经之阳热，正邪交争，出现发热，若太阳膀胱经阳气弱，可能
不会发热；太阳膀胱经阳气被郁闭，体表失去温煦保护，故而
出现恶寒怕冷、紧缩性疼痛，属于正常反应；呕逆，我们从太
阳同名经相互影响的角度来认识，可能会更加精准，太阳小肠
经受到寒气波及，故而出现寒之呕逆。脉阴阳俱紧，体现的还
是阳气被郁遏、阴阳剧烈交争的病理机制。

太阳中风与太阳伤寒是太阳篇的两个重要条文，需要在熟
悉人体病理的情况下认真分析、仔细领会。

太阳病与阳明少阳病的传变关系

> 004 伤寒一日，太阳受之，脉若静者，为不传；
> 颇欲吐，若躁烦，脉数急者，为传也。
> 005 伤寒二三日，阳明少阳证不见者，为不传
> 也。

伤寒太阳篇开篇讲述了伤寒与中风的概念，这两则条文则
告诉我们如何更好地判断疾病所处的病位或阶段，其核心是理
解太阳病与阳明、少阳的关系。

任何疾病的结果只能有二：一是疾病局限于当前病位，并
在这个阶段得到治疗而好转，或者长期迁延于当前病位；二是
疾病在当前病位发生变化，传变进入下一个阶段，需要调整治

疗方案进行针对性治疗。医圣仲景告诉我们，在太阳伤寒的初期，病位在太阳系统，或者膀胱经，或者肺经，此时判断疾病有没有传变，是看脉、症有没有出现特征性变化，如颇欲吐、脉数急就是病位发生变化的依据。

太阳伤寒如何传变？传变方向是阳明系统、少阳系统，传变的基本条件是阳明、少阳有虚损或者功能失常，如阳明素热、少阳伏热等。若是太阳伤寒已经二三日，仍未见到阳明、少阳系统的症状，多数代表病情局限于太阳系统，没有传变。欲恶心呕吐、脉数急，甚至出现心烦，考虑太阳伤寒传入阳明系统，具体可进一步结合相关症候进行准确判断。

明确了太阳伤寒、太阳中风的概念，结合其整体传变特点，就可以对太阳外感病有一个大致的认识。

伤寒疾病中的温病之旅

006 太阳病，发热而渴，不恶寒者，为温病。若发汗已，身灼热者，名风温。风温为病，脉阴阳俱浮，自汗出，身重，多眠睡，鼻息必鼾，语言难出。若被下者，小便不利，直视失溲；若被火者，微发黄色，剧则如惊痫，时瘛疭若火熏之。一逆尚引日，再逆促命期。

这段条文非常重要。从小处讲，该条文是在告诉我们在诊疗太阳伤寒、太阳中风时，需要进行疾病鉴别，即与温病相区分；从大处讲，该条文论述了温病的发病特点，弥补了伤寒无温病的空白，意义重大。

这段条文非常难以理解，原因在于温病体系是一个非常复杂的疾病体系，其传变发展以三焦为核心，涉及卫气营血，想仅靠如此简短的一段话就心中明了，确实不易。这段条文涉及温病和风温两个概念，准确地讲，是太阳温病与风温，因为二者有明显的区别。

温病的发生与伤寒有着本质不同，伤寒疾病的发生，以膀胱经和皮毛腠理为侵入点；而温病的发生，多数从口、鼻、咽等的黏膜而入，进而波及三焦经和三焦腑，出现一系列的变化。太阳伤寒与温病的交汇点在于肺开窍于鼻，咽喉是肺之门户，故温病早期病位会在肺系统，即温邪上受首先犯肺。温病早期这个阶段与肺关系密切，隶属于太阳系统，也隶属于温病，所以此期温病也称为太阳温病。太阳温病的特点为发热，有温病的口渴症状，但没有太阳病的典型症状恶寒，故称温病。

温病的辨证路径是卫气营血辨证，即温病发展的四个阶段：肺卫阶段、气分阶段、营阴阶段、营血阶段。上面所提到的太阳温病属于第一个肺卫阶段，可以使用汗法治疗，通过发汗而解；但如果疾病进入第二个阶段气分阶段，就会出现阳明气分热证，表现出大热的症候，即条文中讲的身灼热。判断疾病处于温病的第一个阶段还是第二个阶段，重要标准是发汗后的症状反应，第一个肺卫阶段，发汗后病情会好转；第二个阶段气分热盛，发汗后疾病会加重，身灼热。

条文在明确太阳温病与风温的区别后，着重描述了风温疾病的三个发病特征：一是脉阴阳俱浮，自汗出；二是身重，多眠睡；三是鼻息必鼾，语言难出。温病的典型特点是内热炽盛，表里俱热，故而出现脉阴阳俱浮；其毛孔开泄，内热迫津外出，故而自汗，病位以阳明系统为主。"身重，多眠睡"，部分医家认为是内热炽盛后伤气、伤神所导致，但笔者认为是因为少阳三焦被热所伤，枢机不利，筋脉痿而不用，且导致心肾不交，故而出现身重、多眠睡的症状，属于温病的本体三焦病变。"鼻息必鼾，语言难出"，内在原因是营阴受到温邪波及，营阴不足，导致外在鼻咽黏膜处于热而乏津的状态，故而呼吸音粗，有鼾音，发声困难。

风温的三大典型症状涉及肺卫、气分、营阴三大阶段，从不同角度阐述了风温疾病的发病特点。若从病位角度讲，三焦隶属于少阴肾体系，则为太阳、阳明、少阴的联合病变。

温病的治疗，不同阶段有不同的方法，如温病大家叶天士所言，在卫汗之可也，到气才可清气，入营犹可透热转气，入血就恐耗血动血，直须凉血散血。若不知道治疗原则，或者错判患者的病情，在温病时使用寒凉泻下的方法治疗，则会加重阴液丢失，且引邪深入，出现小便不利，包括心包受邪的两目直视和大小便失禁的症状。若使用温热的方法来治疗温病，则是火上浇油，会导致热势更重，疾病进展更快，所以会出现湿热瘀而发黄，包括热盛动风的惊痫、肢体抽搐抖动等症状，甚至出现面色像火熏过一样。新冠疫情期间，一位医生感染了新冠，经过专家的积极抢救，其各项指标恢复得非常好，但面色变得鳌黑，若火熏之，就是这个道理。

条文最后告诉我们治疗温病一定要遵循其规律，不可任性用药，如果一次失误，尚可能挽回局势；两次失误或者多次失误，就是催命之符了。故医生治疗疾病，不可不慎重。

寒热的阴阳解读法

> 007 病有发热恶寒者，发于阳也；无热恶寒者，发于阴也。发于阳，七日愈；发于阴，六日愈，以阳数七阴数六故也。

此条文讲述了恶寒的两种形式，一种是兼有发热，另一种是没有发热。兼有发热者发于阳，不兼发热者发于阴。发于阳的观点比较统一，指的是疾病发于太阳经，故而出现太阳伤寒的典型症状发热恶寒，临床争论的焦点在于条文中的"发于阴"究竟指什么。

第一种观点认为此处的阴阳均在于太阳系统，一个是太阳系统阳气的正常反应，一个是太阳系统素有阴寒，阳气不能正常抵御外邪，因此没有出现发热；第二种观点认为发于阳指的是发于太阳系统，发于阴指的是发于少阴系统；第三种观点认为不必拘泥于部位，此处的阴阳仅仅是指一种阴阳表现形式。

笔者认为以上三种观点都存在不足之处，故而长期以来争论不断，也给学习伤寒者造成了一些不必要的障碍。我们从疾病痊愈时间来看，无论是七日还是六日，都是短时间内疾病痊愈，说明疾病是一种短期的外感形式，条文中的"发于阳""发于阴"，病位均在太阳系统。这里需要说明一个非常重要的情况，那就是太阳膀胱经阳气运行形式，其只有通行阳气的作用，没有产生阳气的作用，其阳气来源于太阳小肠经和少阴肾体系，故病因虽在于太阳经阳气不足，阴寒内盛，根源却在于少阴肾系统阳气不足，此时感受寒邪，太阳经与少阴肾经出现联合病变，恶寒而不发热。临床中，我们对于恶寒发热的太阳经伤寒，使用麻黄汤治疗；对于恶寒不发热的太阳经伤寒，因为兼有少阴阳气不足，故使用麻黄细辛附子汤治疗。

学习伤寒，我们一定要领会伤寒条文背后所蕴含的道理，至此我们对该条文仅仅读懂了一半，如果能够反向思考，再深入问一个问题，就能完全理解该条文，那就是无热恶寒者属于少阴阳气不足，但少阴阳气不足兼有膀胱经受寒，一定不会发热吗？答案是不一定。

少阴系统阳气不足，膀胱经通行阳气受阻，容易出现无热恶寒；但若是太阳膀胱经部分阳气阻遏，或者受寒时兼有皮下腠理卫气郁遏发热，仍可以见到发热，其治疗仍是以麻黄细辛附子汤为主方。后世医家在使用麻黄细辛附子汤时，有时候恶寒无发热，有时候恶寒有发热，原因就在于此。

伤寒难学，原因在于其条文简约，蕴含的道理没有明确地告诉学习者，需要大家从中揣摩，在缺乏相关理论书籍的情况下，只能按照仲景所言，从《内经》《难经》等书籍中探寻答案。

如何阻断头痛传变？

008 太阳病，头痛至七日以上自愈者，以行其经尽故也；若欲作再经者，针足阳明，使经不传则愈。

伤寒此条文体现了中医治未病的思想，如条文中所讲，我们可以通过针刺足阳明经穴位，来达到阻止疾病传变的目的。

当前治未病已经成为国家重视、民众推崇、医生研究的一个热点，医圣仲景此条文给治未病指出了方法，也提出了一个原则，即一定要在了解人体疾病发展变化规律的基础上，采取针对性的措施，而不能凭空去做，比如今天做艾灸，明天做理疗，那样就会比较盲目。此条文之所以建议针足阳明经，在于前面条文所讲，太阳经疾病会传导给阳明系统的基础病理。

回归条文，临床中太阳系统疾病出现头痛，一般会随着太阳经邪气的外驱而逐渐减轻，在七天左右恢复正常；若头痛没有恢复正常，还可能进一步发展，最大可能是要向阳明经传导，要及时采取应对的治疗措施。我们在临床中治疗太阳经疾病时，若发现阳明系统存在燥热或虚损的状态，就需要告诫患者疾病可能出现传变，在饮食和生活方面要加强注意，同时在治疗时提前采取应对措施。

太阳病康复过程中的时间医学

009 太阳病，欲解时，从巳至未上。

此条文主要告诉我们太阳系统疾病欲解除的时间段，即从十二时辰中的巳时至未时。巳时指9点至11点，未时指13点至15点，若是未时前结束，则是指9点至13点，此无一定之说。

历代医家在解读该条文时告诫我们，此阶段是阳气相对旺盛的阶段，有助于太阳经阳气的通行之力，可以驱邪外出，利于太阳经疾病的康复和痊愈，但是要考虑到疾病的严重程度和痼疾，不可作为定论。在此阶段使用药物治疗，更有利于太阳系统疾病的康复。

人体疾病和脏腑之间有着比较密切的关系，既然太阳经系统疾病容易在这个时间段解除，那么这个时间段阳气运行出现异常，是否会引起太阳经或太阳系统出现异常反应呢？答案是肯定的，因为这体现的是不同脏腑之间的相互影响和联系。

十二时辰与人体脏腑具有对应关系，这个理论就是子午流注理论，但不同流派的子午流注其实有差异。不同流派的子午流注理论都认为子时对应胆，但有些认为午时对应心，有些认为午时对应心包。

前面我们讲到，阳明系统包括了心包和胃两个脏器，若是午时对应心包，就代表了太阳经与阳明系统有着比较密切的影响关系或者传变关系，即阳明系统疾病异常，会导致太阳经功能失常，如出现通行阳气障碍等。已时的少阴肾体系功能异常，如阳气不足，会出现太阳经系统的无热恶寒，即前面条文中所讲的"发于阴"。

以脏腑经络解伤寒，以伤寒条文察病机，是笔者在本书编写过程中遵循的一贯原则。

易感冒人群的康复时间判断

010 风家，表解而不了了者，十二日愈。

要准确解读该条文，我们首先要了解"风家"一词的含义。有些人讲风家是指太阳中风病甚至太阳伤寒病而言，这个说法欠妥，因为若是太阳中风，医圣仲景完全可以使用明确的语言来表达，而不会使用风家。也有医家认为，风家是指肝胆风邪容易内动上扰的人群，在太阳中风时表解而风邪不能及时平复的情况。事实上，太阳中风主要是表达寒邪侵袭人体部位之不同，以及表现形式之不同，并不是以风邪为主导，故这种说法也需进一步探讨。

该条文中的风家，应该是指平时卫表抵抗力差，易于被风寒之邪气侵袭，出现太阳中风的人或者人群。此类人群，太阳中风之后，虽然表证已解，但营卫协调的功能恢复较慢，故而周身仍有不清爽的感觉。

该条文给予我们两点提示：第一，平素卫表不固，容易出现太阳中风感冒的人群，表解之后会有一段恢复期，在此恢复期内要注意饮食起居，防止出现再次中风感冒。第二，风家中风感冒，用药后如果症状大好，仍有轻度的身体不清爽的感觉，这也属于恢复期，不需要担心和过度用药，静待恢复即可。

现代人理解古人之书籍语言，除了需要多方考证，还必须结合临床实际，这是伤寒条文学习困难的原因所在。

伤寒疾病的真假寒热

> 011 病人身大热，反欲得衣者，热在皮肤，寒在骨髓也；身大寒，反不欲近衣者，寒在皮肤，热在骨髓也。

历代医家解读本条文，认知基本一致，即真寒假热与真热假寒。病人身大热，本应该减衣物，却想增加衣物，说明此热是假热；病人身大寒，本应该增加衣物，却不想增加衣物，说明此寒是假寒。

假热，热在外，寒在骨髓；假寒，寒在外，热在骨髓。看似容易理解，实则不然。以骨髓的寒热，即里热来决定患者真实的病理状态，但不把寒热落实在脏腑方面，中医学习者非常难以掌握。骨髓者，肾所主，所以里寒里热与肾相关，与少阴系统相关。

笔者认为，所谓的假热、假寒，其基本病理是心肾不交的问题。假热，乃患者少阴肾体系阴寒内盛，隔心脏君火于外，故外在皮肤大热，但其实内在肾体系为寒，所以虽大热却想增加衣物，寒在骨髓；假寒，乃心脏君火弱，巨阳不能温煦外在肌肤，故出现外在皮肤大寒，君火弱的同时，少阴系统水火失调，相火郁于内不得释放，故而里热炽盛，虽寒却不想增加衣物。因此，假热的实质是少阴寒盛，假寒的实质是少阴相火旺。

本条文是伤寒条文中相对较难理解的条文之一，原因在于脱离脏腑体系，单纯讲阴盛格阳或者阳盛格阴，可以把道理讲通，但却不具备标准的治疗操作。

鼻鸣干呕鼻炎的治疗方法

> 012 太阳中风，阳浮而阴弱。阳浮者，热自发，阴弱者，汗自出。啬啬恶寒，淅淅恶风，翕翕发热，鼻鸣干呕者，桂枝汤主之。

太阳中风，其标准症状是发热汗出，本条文论述了出现这种症状的内在机制，即条文中所讲的阳浮而阴弱，也被称为营弱卫强。追求事物的本质真相是人类的本能，学习中医一定要探寻中医背后的理论。

本条文的疑难点在于如何解读阳浮而阴弱，部分医家认为这是太阳中风的一种典型脉象，即关前为阳，其脉浮；关后为阴，其脉弱，但在临床实践中，患者的脉象未必都是如此，这并不能很好地指导临床和揭示疾病本质。鉴于此，很多人倾向于认为阳浮而阴弱指的是营卫不和，卫强而营弱。卫强，并不是指卫气强盛或者邪气强盛，而是指卫气功能僵而不柔和，不能起到正常调控毛孔开合的功能，腠理郁闭而发热；邪气侵袭腠理，亦削弱了营阴的固守作用，汗不得收敛而外泄；卫强不能与营和，故而出现发热汗出。

在《经方三十六讲》一书中，把桂枝汤定义为太阳系统的肺经经方，体现的是外在邪气对肺经经络的影响。从脏腑经络解伤寒的角度讲，肺主皮毛，与腠理实为一，故易被外邪侵袭，属于肺经系统的病变。啬啬恶寒，淅淅恶风，翕翕发热，指出了桂枝汤证的外在寒热特点。

本条文中的另外一个症状是鼻鸣干呕，这是典型的鼻腔不舒服，总想做清鼻腔的动作，是慢性鼻炎的一种表现。临床中，桂枝汤除了用于治疗外感发热，还经常被用来治疗慢性鼻炎，原因就在于此。

桂枝汤作为医圣仲景的万方之祖，临床运用范围非常广泛，将其加减运用可以治疗多系统疾病，后续我们会进一步展开探讨。

如何理解伤寒汗出？

> 013 太阳病，头痛，发热，汗出，恶风，桂枝汤主之。

本条文字数不多，也容易理解，并未引起很多研读者的重视，其实该条文在太阳篇中作用关键，尤其是对于理解太阳篇中两大脏腑，即膀胱体系和肺体系的关系，非常重要。

人体有五脏六腑、十二经络，兼有奇经八脉，故而会出现各种各样不同的症状，有些症状会出现在多种疾病当中，如本条文中的头痛，以及部分患者出现的无指向意义的乏力等。条文开篇的太阳病表明疾病发生于太阳系统，是膀胱体系病变或者肺体系病变，这是研读本条文的前置条件。

历代医家对该条文有着各种各样的解释，部分医家认为该条文的核心症状是汗出，因为汗出代表了疾病发生于腠理，代表了营卫不和，提示我们此病是肺体系的经络病变，因此准确辨识汗出，对于我们进行肺经的疾病诊疗非常重要。头痛症状多见于三阳病变，尤其是急性头痛，肺体系本身很少见到头痛症状，因此此处的头痛考虑为寒邪在侵袭腠理的同时影响了膀胱经系统，或者说寒邪未能阻遏膀胱经阳气，先一步造成了营卫不和，所以头痛可以是桂枝汤的症状，但不是必然症状。

发热恶风是太阳中风的常见症状，这一点无须多讲，但辨识恶风症状时，部分患者描述不清晰，或者感受不清晰，需要医者细心询问，准确判断。

历代医家对此条文有较为统一的认识，那就是该条文揭示的是一种疾病发生的机制，而不是单单讲述外感疾病的治疗，所以不能把该条文局限在外感疾病当中，在内科杂病当中见到条文中所讲之症状，尤其是汗出症状，如果判断疾病位于太阳系统，也可以使用桂枝汤进行治疗，不可拘泥。

学习伤寒条文，我们的重要任务之一是准确理解条文中的症状，探索其背后的病理机制，从而把症状和脏腑、经络等进行对应，尤其是了解核心对应症状与非核心对应症状，这样才能真正把医圣仲景的伤寒知识化为己用。以五脏穿凿论为代表的脏腑经络解伤寒方法，就是研读伤寒条文、解读医圣仲景中医精神的一把钥匙。

项背不舒服的治疗方法

014 太阳病，项背强几几，反汗出恶风者，桂枝加葛根汤主之。

学习伤寒条文，比较难的一点是方剂的加减法，如本条文中的桂枝加葛根汤就是桂枝汤的一种加减法。学习此条文需要注意两点：第一，该条文重要的方剂加减，针对的是哪两种疾病？第二，面对争议较大的疾病症状时，我们该如何使用脏腑理论对其进行定位？

该条文罗列了两种不同类型的症状模型，一个是项背强几几，一个是汗出恶风，中间使用了"反"字，表明了此两个症状属于不同的疾病类型。项背强几几，结合前面条文中讲的头项强痛而恶寒，可以知道该症状与太阳膀胱经有比较密切的关系，主要指寒邪侵袭太阳膀胱体系后，导致膀胱经经气不利，故而出现头项僵硬不舒的异常感觉。正常情况下，膀胱体系，尤其是膀胱经被寒邪所侵，出现的应该是太阳伤寒症状，但此处却出现了汗出恶风，这是太阳中风的典型症状。患者同时有两种不同的疾病类型，用麻黄汤与桂枝汤治疗该如何进行取舍呢？

项背强几几症状与太阳外感疾病有什么关系？仲景在《伤寒论》原序中提到了人体脏腑、经络、俞部的概念，《内经》中提到了五脏之俞部，如肝脏的经气俞部位置在颈项，肺脏的经气俞部位置在肩背，对于六腑的经气俞部通道没有进行明确的说明。结合伤寒条文，太阳膀胱体系的经气俞部出现问题，多表现为头项强痛，故头项异常乃膀胱体系为寒邪所影响，阳气输送出现异常所致。项背联合异常，考虑肺体系与膀胱体系联合病变。强几几的实质是乏津，与肺关系密切，因此我们知道该病核心病机在于寒邪影响了肺与膀胱经气，且以肺为主，故治疗以桂枝汤为核心。

该条文的争议之处在于桂枝加葛根汤的药物组成，有些医家认为方剂中的麻黄为笔误，麻黄不应该出现在该方剂当中，桂枝汤调和营卫，葛根生津，且输布膀胱体系阳气，如此即可。但从疾病方面讲，若寒邪留滞于太阳膀胱经，酌加麻黄也是一种正常的用药思路。

该条文的重要之处在于告诉我们太阳系统不单单是指膀胱体系，还有肺体系，所以遇到外感寒邪，要考虑太阳膀胱体系与肺体系的联合病变，即项背强几几。对于中医学习者及伤寒研读者而言，仲景的伤寒条文处处有病机，处处有惊艳及惊喜之处。

总是有气上冲的原因所在

> 015 太阳病，下之后，其气上冲者，可与桂枝汤，方用前法；若不上冲者，不得与之。

该条文言简意赅，或许也意味着会有争议，其中的"其气上冲者"就是如此，理解此条文的关键点也在于此。

临床中经常会有青少年出现外感性疾病，出现头痛、周身肌肉酸痛，并有咽痛、发热，至医院就诊，查血常规未见明显异常指标，于是医生给其开了双黄连口服液及解热镇痛药，这看起来是较为正常的用药模式。双黄连口服液是偏寒凉的药物，患者口服后出现胃部不适，恶心欲吐，不想吃饭，就是"下之后，其气上冲者"。临床中部分医生会犯这个错误，生活中部分家长自行用药，也会犯这个错误，下面我们结合这个错误来分析该条文。

学习该条文，我们首先要了解该疾病所处的一种特殊状态，那就是太阳病本该使用解表发汗的方法进行治疗，但患者可能存在大便不通或者所谓内热的状态，医家误用了寒凉泻下的药物，于是出现疾病的变证。对条文前半段的基本症状表现，大家的认识基本是一致的，但如何理解其气上冲的本质，就出现了不一致的地方。

对其气上冲的第一种认识：医家虽然误用了寒凉泻下的药物，但如果患者正气未伤，病势层面仍有一种外越的趋势，可以顺势继续使用桂枝汤，所以这里的太阳病是指太阳中风。对其气上冲的第二种认识：医家误用下法，患者有胸中之气上冲，或者小腹之气上冲的情况，可以在使用桂枝汤治疗外感的同时平冲气之上逆。对其气上冲的第三种认识：气上冲不是一种症状，而是一种病机，指的是没有形成里证、结证，其气仍然处于一种正常运行的状态，尤其是能够正常向上运行，故而可以继续使用桂枝汤治疗。对其气上冲的第四种认识：太阳病可以是太阳伤寒，也可以是太阳中风，如果误下，伤及中焦脾胃，中气不运，气会上逆，此时应该先恢复中气的运行，故可以使用桂枝汤重建中气，有建中汤之意，后续再使用其他的治疗方法。

我们结合最后一句"若不上冲者，不得与之"，来看看以上几种说法的可靠性。正常情况下，冲脉上逆是一种疾病状态，可以使用桂枝汤进行治疗，但冲脉不上逆，是不是就不能使用桂枝汤呢？显然不是。同样的道理，中焦脾伤，可以使用桂枝汤，但脾没有受伤，太阳中风依然可以使用桂枝汤，故中焦受损论也不准确。如果把气上逆理解为正气虽伤，但仍有抗邪能力，则可以使用桂枝汤；正气损伤后不具备抗邪能力，则不能使用桂枝汤，这与临床不相符。

综上所述，把"气是否上冲"理解为一种病机，比较符合临床实际。如果医者误用寒凉泻下的方法，出现结证、里寒证等，则营卫之气运行阻滞，中气不调，气不能正常运行，尤其是营卫之气不能正常外出，谓之气不上冲；如果没有出现结证、里寒证，则可以认为病机仍然是其气上冲，可以使用桂枝汤治疗表证，尤其是太阳中风。太阳病，使用下法，导致中焦脾胃损伤，中气不运，没有形成里寒证与结证，是气上冲的一种形式。

将众多医家的不同认识放在一起分析讲解，是为了方便大家做出自己的一种判断，毕竟有时候真理未必掌握在多数人的手中，但综合来看，其气上冲指的应该是一种疾病病机，而恶心、打嗝、嗳气等气上冲的症状可以认为是气机仍能够正常维持运行的标准。

回归条文及临床实践，若是碰到条文开篇太阳病误下的情况，出现胃部不适、恶心，可以使用桂枝汤治疗，并根据患者情况适当加减药物，这是仲景讲的"可与之"，而不是使用"主之"的本意所在。

太阳坏病的原因探究

016 太阳病三日，已发汗，若吐，若下，若温针，仍不解者，此为坏病，桂枝不中与之也。观其脉证，知犯何逆，随证治之。桂枝本为解肌，若其人脉浮紧，发热，汗不出者，不可与之也。常须识此，勿令误也。

伤寒疾病体系中，若要讲哪个疾病最容易治疗，答案是外感发热性疾病；若是讲哪个疾病最难治疗，也是外感发热类疾病。原因在于外感发热性疾病可以是简单的太阳伤寒或者太阳中风，也可以是太阳外感之变证，还可能是少阴之寒邪直中等，变化多端，难以判断。

每个人体质有强弱之不同，疾病也有轻重之别，故疾病痊愈也有长短之不同，简单如太阳外感，也可能多日而不愈，并不像很多医家所讲的一剂知两剂已。本条文讲，太阳外感病经过发汗治疗后，汗出但病不缓解，医家又使用了吐、下和温针的方法，仍然没有达到治愈目的，说明疾病已经出现了较为复杂的变化，超出了桂枝汤的治疗范围，称为坏病。

临床中存在不断变换方法治疗外感发热疾病的现象，原因之一是患者外感症状多变，如伴有咽痛，或者咳嗽，或者呕吐，等等，医者对疾病病机判断失误，故而用药失误；原因之二是患者及其家属对发热过于担心，总是想更快地缓解发热症状，所以采用了其他过于激进的方法退热，如吐、下和温针法等，而忽视了疾病痊愈的一个时间性。出现坏病之后，我们需要根据患者的症状变化，仔细判断当前核心病机的变化，从而更加有针对性地用药，这被很多人认为是辨证论治的起源。

本条文告诉我们，对于太阳外感疾病的治疗，一定要准确地判断疾病病机，不可因急躁而乱用药物，否则会造成坏病。如何判断太阳外感疾病的病机，条文中着重讲了桂枝汤的使用要点，尤其是禁忌使用的疾病类型，即"脉浮紧，发热，汗不出"，此需谨记。

酒客感冒的治疗方法

> 017 若酒客病，不可与桂枝汤，得之则呕，以酒客不喜甘故也。
>
> 019 凡服桂枝汤吐者，其后必吐脓血也。

任何药物或者方剂的使用都有其适应证，也有其禁忌证，桂枝汤也不例外。伤寒此两条文告诉我们使用桂枝汤治疗太阳外感疾病需要注意哪些问题，尤其是桂枝汤禁忌使用于哪些情况。

桂枝下咽，阳盛则毙，是古人对桂枝汤使用原则的高度总结，它告诉我们如果一个人内热较盛，或者阳明热盛，即使有太阳外感，也往往会混杂阳明之热，不能随意使用桂枝汤进行治疗，否则就会出现一些副作用，甚至严重的后果。经常饮酒之人，往往内有湿热，太阳外感后使用桂枝汤，其辛助热、其甘助湿，所以会出现呕吐的情况；进一步出现内热炽盛，脉络受损，会吐脓血。

该条文中指出酒客之人的用药原则，即不可使用桂枝汤，这个要求是不是绝对的呢？答案是否定的。经常饮酒之人，如果体内没有蕴热，也可以使用桂枝汤治疗；而不经常饮酒之人，如果体内湿热明显，使用桂枝汤也要慎重。很多医家提出，酒客是湿热内蕴的一种代称，或者说湿热内蕴经常见于酒客人群中，因此我们使用桂枝汤应该以内蕴湿热为判断标准，酒客只是我们快速识别湿热的一个重要特征。

伤寒条文往往用浅显精练的语言来告诉我们疾病治疗的方法，但作为医生，我们要从这精练的语言之中提取出更多和更加完善的病机，正确运用到临床当中。

伤寒咳喘诊疗初探

> 018 喘家，作桂枝汤，加厚朴、杏子佳。

咳喘疾病，尤其是慢性咳喘，临床治疗时非常棘手，哪怕是经验丰富的老中医也容易失手，所以有"名医不治喘，治喘必丢脸"的说法。

咳喘疾病的基本病机其实相对简单，那就是肺脏气机上逆，不得正常肃降，但导致气机逆乱的原因却比较多，如寒邪、热邪、燥邪、湿邪等，包括身体脏腑功能的亏虚。咳喘致病因素的多样性以及咳喘致病因素的虚实夹杂，包括咳喘致病因素的隐匿性，造成了咳喘疾病治疗的困难。

咳喘疾病治疗困难，所以对于咳喘最好的方法是预防，故医圣仲景在此条文中指出，如果一个人有喘息病史，出现太阳外感（如太阳中风）时，一定要提前加用肃降肺气的药物，防止诱发咳喘宿疾。桂枝汤中加入厚朴、杏仁，就是预判患者可能出现咳喘而提前预防的方法，这是治未病思想在伤寒条文中的一种实践。

桂枝汤加厚朴、杏仁被部分医家用来治疗咳喘疾病，效果较好，但临床实践中，还是要根据患者咳喘的具体原因，有针对性地选方用药。医圣仲景在此条文中重点提出"佳"字，一方面告诉我们该方剂治疗咳喘效果好，另一方面也告诉我们该方法不是唯一的方法，不可拘泥使用。

步履蹒跚的伤寒病机

> 020 太阳病，发汗，遂漏不止，其人恶风，小便难，四肢微急，难以屈伸者，桂枝加附子汤主之。

太阳病包括了肺与膀胱疾病，是一个较大的疾病体系。太阳外感虽然仅是太阳病的一部分，但内容极其丰富，变化非常复杂，值得深入研究并解读。此条文虽然讲的是外感疾病，但其蕴含的诊疗理念对于临床内科杂症意义重大。

解读该段条文，我们要重视两点，一是患者的汗出问题，二是患者四肢微急、屈伸不利的问题，重视这两点对于临床一些疑难疾病的治疗指导意义重大。门诊中，我们经常会碰到有些患者因为某些疾病多方就医，甚至找了所谓的名医就诊，但效果不佳，于是被定义为疑难杂症，但偶尔一个非常简单的方剂却治好了患者多年未愈的宿疾。疑难杂症被一个简单的方剂治愈，说明并不是这个疾病难以治疗，而是我们没搞清楚这个疑难杂症背后的病机所在。

新冠疫情之后，我们发现部分患者非常容易出汗，稍微活动即明显汗出，并且还有些怕风，到医院之后，有些医生习惯使用玉屏风散治疗，但效果不理想。此时医生会比较困惑，患者明明是体虚出汗，以往此类患者使用玉屏风散效果非常好，为什么最近的汗出用玉屏风散效果不好了呢？很多医生没有意识到，我们讲患者体虚导致的出汗，尤其是活动后出汗，除了气虚，还有阳虚的类型，此类汗出，玉屏风散效果不佳，要使用温阳的方法治疗。"发汗，漏不止"是对阳虚汗出的一种经典描述。

临床中，我们会发现一个问题，即患者疾病的表现形式往往与书籍中讲的不太一致，这既与人体脏腑经络的复杂性有关，也与患者对疾病的耐受程度和患者表达能力有关。门诊中，经常有患者说感觉双腿不舒服，尤其是小腿部位，甚至有些乏力，在西医检查化验找不到原因，医生嘱咐多注意休息，个别中医会使用黄芪、人参等补气，效果也不理想。此类患者的情况，就是条文中所讲的"四肢微急，难以屈伸"，我们使用温阳的方法治疗，效果非常好，往往几剂中药就能解决。

综合来看该条文，如果一个人出现太阳外感疾病，发热恶寒，甚至咽痛咳嗽等，医生使用了退热发汗的方法治疗，之后开始出现不断出汗、怕风、小便不利，包括有四肢不舒展，尤其是双腿有特别不舒服、屈伸不利的情况，说明此时患者已经存在阳虚的情况，需要使用桂枝加附子汤治疗。回顾一些患者感染新冠后的症状变化形式，是不是与此条文非常类似？活动后顽固性出汗，出虚汗，或者腿上没劲儿，此时就需要补阳气了。

解读该条文，还有一个关键问题，那就是阳气虚在何处。此处的阳虚，是卫阳的阳气不足，故体表皮肤腠理得不到温润，毛孔不能正常闭合，不能固护阴津，故汗出不止。至此，我们对该条文就有了一个较为全面的理解，我们既要知道太阳外感疾病中可能出现的阳虚问题，也要明白内科疾病中的异常汗出和肢体无力，包括部分人群过早的步履蹒跚，原因可能就是阳气不足。学伤寒条文，不能机械地背诵，而要灵活理解，这一点在该条文中体现得非常明显。

胸满脉数的用药策略

> 021 太阳病，下之后，脉促胸满者，桂枝去芍药汤主之。
>
> 022 若微恶寒者，桂枝去芍药加附子汤主之。

伤寒条文中涉及胸满、腹满、心悸、心下痞等症状时，理解起来比较困难，原因在于胸腹脏器众多，会出现各种不同的症状，如果缺乏准确的脏腑定位，把这些症状笼统地归属于心腹区域，会比较混乱。

太阳病容易合并阳明燥热，或者波及少阳系统，出现实热的部分症状，故治疗太阳病时医生会有意无意地使用清热的凉性药物或具有泻下作用的寒性药物，此时往往会导致各种太阳病的坏病，即出现本不该有的脏腑功能损伤或失常。

本条文中太阳外感病，医生使用了清热的寒凉药物，结果出现了两个症状，即脉促和胸满。脉促，乃脉象急促之意，提示患者目前仍有外感存在，并没有处于寒邪内陷的局面。胸中乃阳气运行的重要场所，营卫出于胸中，太阳经气亦出入胸中，寒凉药物伤及卫阳，胸中阳气被郁遏，运行失常，故出现胸满的症状，有些患者描述为胸闷。

该条文描述的病机乃误用寒凉药物，或者正常使用寒凉药物时，胸中阳气被寒气郁遏，出现了脉促胸满的症状，故使用桂枝去芍药汤治疗。因疾病的病机是阳气被郁遏，治疗需要舒展阳气，故不用方剂中收敛的芍药。下一条文中的微恶寒乃是承接，即在胸满脉促的同时还有怕冷，说明有卫阳不足的情况，故在前方基础上加附子。结合伤寒体系言简意赅的语言模式，以方测证，我们应该把"微恶寒"理解为卫阳不足，因此出现阳虚的其他症状，如汗出、肢体屈伸问题，也属正常。

伤寒条文为我们指出了人体疾病变化的各种可能性，作为一名后学者，我们敬仰医圣仲景，所以更要沉下心来，点点滴滴地学习伤寒。

感冒后遗症怎么办？

> 023 太阳病，得之八九日，如疟状，发热恶寒，热多寒少，其人不呕，清便欲自可，一日二三度发。脉微缓者，为欲愈也；脉微而恶寒者，此阴阳俱虚，不可更发汗、更下、更吐也；面色反有热色者，未欲解也，以其不能得小便出，身必痒，宜桂枝麻黄各半汤。

要想正确理解伤寒条文，我们一定要从疾病的真实表现出发，而不是机械地解读条文的表面意思。新冠疫情之后，更多人群感冒之后选择中医治疗，这使很多中医医生积累了较多治疗外感疾病的经验，再结合中医基础理论的相关知识，就能够对该条文有更好的解读。

临床中我们会发现，学生及年轻女性群体患外感疾病后，通过用药，头痛、咽部不适症状好转，严重的发热恶寒减轻，但仍有轻度的发热恶寒，这种发热会持续一段时间不见好转，并如条文中所讲，"热多寒少"。此类发热恶寒每日发作次数不定，发作时可能伴有头部不适，患者往往很难准确描述一日具体发作几次，但基本每日都会出现，所以条文中"一日二三度发"是一种约数。

条文中所讲的发热恶寒有一个特点，那就是症状较轻，且往往没有恶心欲呕等其他症状，大小便尚处于正常状态。部分心态较好、耐受力较强的患者，可以正常学习及工作，而耐受力差的患者往往会影响日常生活。针对这种情况，医圣仲景告诉我们，如果患者脉微而缓，说明其当前正处于疾病将要恢复的关口，营卫调和的关系正在恢复，只需静养避寒就行。

该条文的重点在于后半段，也就是疾病不会自行恢复的情况，此时患者的表现是在前面症状的基础上兼有脉微而恶寒，仲景将其定义为阴阳俱虚。问题的关键点在于此处的阴阳如何定位。阳虚指的是太阳膀胱经阳气不足，不能驱寒邪外出，故见恶寒；阴虚指的是营卫系统的营阴不足，即阳浮而阴弱。总的来说，膀胱体系与肺体系联合病变，是目前疾病所处的阶段，且热不得解，故出现面色红的情况。

前面我们讲到，对于膀胱经问题，可以使用麻黄汤治疗；肺经问题，则使用桂枝汤调和；膀胱经联合肺经异常，则使用桂枝麻黄各半汤。此处需要注意的一点是，膀胱体系包括膀胱腑和膀胱经，膀胱经阳气运行正常，则膀胱腑气化功能正常，小便正常而出，邪热可以从小便解除；若是阳虚，小便不利，则邪热不解，会出现皮肤痒，包括前面所讲的面有热色的情况。

临床中反复出现的发热恶寒，如疟状，可能会见于少阳病，也可能会见于阳明病，而条文中提到不呕、二便可，基本排除了这两种疾病传变，说明这是阴阳俱虚的一种局面，并提出了正确的治疗方法。伤寒条文的前后逻辑非常清晰明了，因此我们在解读条文时应该前后对照，弄清楚医圣仲景的真实意思所在。

感冒后心烦不解用药

> 024 太阳病，初服桂枝汤，反烦不解者，先刺风池、风府，却与桂枝汤则愈。

治疗疾病的过程并非总是一帆风顺，往往会出现意外情况，碰到意外，我们如何进行原因排查非常关键。虽说患者是最好的老师，但如果通过读书可以获得问题的解决方法，却仍坚持从患者身上探索治疗方法，则是对患者的不负责任。该伤寒条文就告诉我们治疗外感发热疾病时碰到意外情况该如何进行处理。

首先，我们要明确一点，即条文中所讲的疾病类型是太阳中风，故使用桂枝汤治疗，虽然治疗过程中遇到了意外情况，但是及时处理该意外情况后，最终使用桂枝汤治愈了该疾病。

其次，运用桂枝汤治疗太阳中风，患者出现心烦，但没有汗出，营卫没有和合，故疾病没有得到有效的治疗，这是意外情况出现的过程。

最后，该意外情况解决的方法是针刺风池、风府两个穴位，通过这个方法，解决了伤寒中风用药后汗不得出、疾病不得解的问题。

明白了以上三点，我们就知道理解该条文的关键在于针刺风池、风府穴能够解决什么样的问题。风池穴为足少阳胆经与阳维脉的交会穴，风府穴为督脉与阳维脉的交会穴，两个穴位的共同点是都可以调节阳维脉。阳维脉的功能是调节及维系人体的阳气，与人体寒热疾病的发生及治疗有一定关系。

当人体阳维脉运行功能异常，内有蕴热时，应用治疗外感疾病的桂枝汤后，阳热内盛加重，故而出现心烦，且汗不得出，太阳中风亦不能解。在这种情况下，我们需要针刺风池、风府穴，畅通阳维脉，泻经脉邪热，这样桂枝汤就能非常好地发挥调和营卫的功能了。

以往不断有伤寒大家告诫我们，要想学好伤寒，一定要跳出外感疾病的圈子，从内科疾病的角度去看待伤寒条文。内科疾病患者出现内热烦躁，单纯使用清热药物效果不佳时，要考虑是不是阳维脉运行失常，可以刺激风池、风府配合中药汤剂，这样能够非常好地达到治愈疾病的目的。风池、风府与阳维脉关系密切，临床中部分患者容易出现后脑勺部位出汗就是阳维脉运行功能失常的表现，治疗就要从阳维脉入手。

学习伤寒条文，我们既要继承先贤的思想，又要有自己的看法，这样才能真正对伤寒条文有深入的理解。

发热似疟疾是怎么回事？

025 服桂枝汤，大汗出，脉洪大者，与桂枝汤如前法。若形似疟，一日再发者，汗出必解，宜桂枝二麻黄一汤。

人体是神秘的，疾病是复杂的，前人根据人体疾病的症状变化，总结出来很多优秀的诊疗经验，值得我们认真学习，仔细研读。解读该伤寒条文，我们要把握两个原则，一是发热恶寒形似疟的病理机制所在，二是桂枝汤、麻黄汤的比例为何是二比一。

在伤寒体系中，太阳伤寒以膀胱经为主，以发热恶寒为特点，没有出现形似疟；太阳中风以肺经为主，以发热汗出为特点，也没有形似疟，但通过桂枝、麻黄的联合用药，我们知道膀胱经与肺经联合病变会出现发热恶寒形似疟。

形似疟有两个特点，一是发热恶寒的症状往来出现，二是一日多次发作。太阳伤寒的特点是发热恶寒；太阳中风的特点是营卫不和，在营卫周流不断的运行过程中，疾病会一日数次发作。二者联合病变，会见到寒热往来、多次发作的情况，其形似疟。故而临床中，当我们见到发热恶寒，其形似疟的患者，不但要考虑到少阳病变、疟疾病变，还要考虑到膀胱经与肺经的联合病变。

该条文讲述服用桂枝汤后大汗出，脉洪大，发热不解，继续服用桂枝汤，患者出现形似疟的情况，说明患者不是单纯的桂枝汤证，而是兼有膀胱经的麻黄汤证；但患者出现脉洪大，说明疾病有外越的趋势，故治疗以调和营卫为主，稍发其汗，因此桂枝汤量重、麻黄汤量轻，酌定比例为二比一。

伤寒条文蕴含着非常丰富的人体生理病理学知识，这是古人在详细观察之后所总结的经验，作为后世中医人，我们要以谦虚、恭敬的态度去学习及理解，并将其发扬光大。

心烦口渴的病机

> 026 服桂枝汤，大汗出后，大烦渴不解，脉洪大者，白虎加人参汤主之。

伤寒本条文介绍了太阳外感患者服用桂枝汤出现异常状况的解决方法，即白虎加人参汤。解读该条文，我们一方面要了解白虎加人参汤的治疗适应证，另一方面要了解太阳外感与白虎汤之间的关系。

提到白虎汤，我们会想到四大症状，即身大热、汗大出、口大渴、脉洪大，其中口大渴包括心烦症状，故又称为烦渴。白虎汤针对的问题是阳明燥热，从六经三十六方的角度讲，是阳明系统的心包脏出现了问题，故见到调节失常的各种表现，烦渴就是其中的重要症状。条文中讲"大烦渴不解"，说明阳明系统燥热较重，耗损人体阴津，故而需要在白虎汤基础上加入人参大补元气、生津制燥。

通过前面的伤寒条文，我们知道太阳病容易向阳明传导，出现阳明变证，这里面既有患者本身阳明系统素有燥热、易受影响的因素，也存在太阳外感汗出过多、津伤燥起，诱发阳明变证的原因。临床中，治疗太阳外感疾病，我们要结合患者的具体情况，提前预判疾病传变的可能，从而给予针对性用药。例如，张锡纯大师使用麻黄汤时喜欢加入少量知母，清热养阴，防止阳明变证的出现。

伤寒条文告诉我们疾病治疗的方法，即根据疾病变化，选择合适的中医方剂；了解伤寒条文病机之后，我们可以从治未病的角度入手，防止疾病变证的出现。伤寒条文经常会告诉我们一些潜藏的关键知识点，对于日常养生和临床用药都有指导意义。

动力不足之脉微弱

> 027 太阳病，发热恶寒，热多寒少，脉微弱者，此无阳也，不可发汗，宜桂枝二越婢一汤。

此条文看似简单，但要真正理解其真意并不容易，原因在于桂枝汤与越婢汤之间的内在病机联系以及越婢汤的治疗靶点。

越婢汤包括麻黄、石膏、生姜、大枣、甘草五味药物，主要用于治疗水肿性疾病，且这种水肿往往与外感疾病相关，即风水疾病。实际临床中，医家使用越婢汤治疗与肾病等相关的水肿，效果也非常显著，由此可见越婢汤治疗的水肿，未必都是外感性风水疾病。解读伤寒条文时，我们理解越婢汤，一定要打破太阳外感这个桎梏，从更加广阔的角度去看待问题。

越婢汤中麻黄是核心药物，用于治疗太阳膀胱体系问题，尤其是太阳膀胱经问题，而太阳膀胱经的畅通，一方面可以蒸腾水气，另外一方面有利于膀胱腑功能的正常发挥，从而祛除人体水气。麻黄一味药物，既对膀胱经有利，也对膀胱腑有利，这是越婢汤能够内伤与外感疾病同治的内在原因。

伤寒外感体系，发热恶寒是重要的症状之一，但发热、恶寒两个症状程度之不同，兼加症状之不同，往往又提示疾病病位及性质的差异，需要仔细辨识。综合来看该条文，发热恶寒，热多寒少，说明该患者仍有表证存在，但因为热多寒少，所以太阳伤寒表证不显著。发热恶寒情况下脉应该是一种浮或者浮紧的状态，而"脉微弱"告诉我们目前没有寒热相搏的激烈状态。太阳系统动力不足，处于膀胱经阳气不能正常运行的状态，故曰"无阳"。

脉微弱，无浮脉，也提示营阴不足，加之该疾病仍处于外感阶段，故以桂枝汤调和营卫为主，同时以越婢汤畅通膀胱经体系，发越人体水气邪气。桂枝汤与越婢汤联合应用，其中仍有发汗的麻桂组合，但仲景讲不可发汗，故桂枝汤用二，越婢汤用一，以减少其发汗作用；同时方剂中有寒凉的石膏，以佐麻黄桂枝温阳发汗之力，借助麻黄与石膏组合以解除体表之寒热邪气。

伤寒条文简短的语言给予我们无限的遐想，如果没有脏腑经络作为物质性基础进行解读，就会陷入混乱，这是本书倡导脏腑经络解伤寒条文的原因所在。

心下满微痛的治疗方法

028 服桂枝汤，或下之，仍头项强痛，翕翕发热，无汗，心下满，微痛，小便不利者，桂枝去桂加茯苓白术汤主之。

伤寒的每一条文都充满着智慧，而解伤寒的中医大家都有着自己对条文的不同理解，在确定与不确定之间充分调动了我们的中医思维，让我们去探寻中医疾病的本质，进而推动中医向前发展。历代医家解读该条文，争议颇大，虽然有些医家触及了本条文的精髓所在，但未形成完整明晰的疾病诊疗模式。

首先，我们来看该条文所描述的疾病症状群。患者存在两大类症状，一类是头项强痛、翕翕发热、无汗，另一类是心下满、微痛、小便不利。头项强痛、翕翕发热、无汗给人的感觉是太阳外感，但由于发热不显著，所以使用了桂枝汤治疗；而心下满、微痛、小便不利与里实证有类似之处，所以使用了下法治疗。结果出人意料，桂枝汤及下法并没有能够改善患者的症状，用药后上述症状仍然存在，这说明治疗思路出现了问题。

其次，我们谈该疾病真正的病机所在。结合医圣仲景的诊疗思路，头项强痛是膀胱经问题，从抓主要症状的角度讲，我们可以把疾病定位在膀胱体系，但患者为翕翕发热，与膀胱经外感发热不同，此时我们要考虑膀胱体系不但有膀胱经，还有膀胱腑问题。结合心下满、微痛、小便不利症状，我们考虑乃是膀胱腑气化功能失常、水湿停滞，不能正常排出水液，故小便不利，水湿留滞胃脘，满而微痛。因此，本病的真正病机是外感寒邪轻证之后，寒邪郁滞于表，膀胱体系阳气不足，不能气化水液，故而形成外有微邪、内有水郁的局面。

最后，我们看本病的治疗方案，即条文中所讲的桂枝去桂加茯苓白术汤。本病的发病实质是膀胱体系阳气不足，故恢复膀胱体系阳气的正常功能是治疗要点，当体内水湿存在时，则要使用利水复阳的方法，即"通阳不在温，而在利小便"。因本病的重要症状是头项强痛，故而考虑疾病重点在于太阳伤寒，治疗侧重点在于利小便，故去桂枝汤中的桂枝，加茯苓、白术以利水健脾。至于部分医家讲医圣仲景的真实表达是桂枝去芍药，此条文为错笺的问题，可以进一步讨论。

通阳不在温，而在利小便，是中医恢复人体阳气、祛除外邪的重要方法，而此理论的背后是膀胱经与膀胱腑之发病病理机制的不同，读者须仔细揣摩。通过此条文，我们知道心下满、微痛，即我们平时所认为的胃部满痛，除了胃本身的原因，还可能是因为湿邪留存，故治疗方法与常规胃病的治疗方法迥异。

初识咽干烦躁

029 伤寒脉浮，自汗出，小便数，心烦，微恶寒，脚挛急，反与桂枝欲攻其表，此误也。得之便厥，咽中干，烦躁吐逆者，作甘草干姜汤与之，以复其阳。若厥愈足温者，更作芍药甘草汤与之，其脚即伸。若胃气不和，谵语者，少与调胃承气汤。若重发汗，复加烧针者，四逆汤主之。

关于此条文，历代医家的理解基本一致，主要描述了阴阳两虚人群感受外邪之后的一种治疗方法，并且告诉了我们治疗原则，即先复其阳，再复其阴。此条文虽然医家认识基本一致，但其中仍有一些重要的知识点有少许争议，需要我们更加深入地去理解。

条文开篇讲了患者感受外邪之后的症状，如脉浮、自汗出、小便数、心烦、微恶寒、脚挛急，看似像桂枝汤证，其实不然。脉浮、自汗出，提示营卫不和；小便数、微恶寒，提示阳虚；心烦、脚挛急，则提示阴液不足。综合来看，条文中虽然有营卫不和，但更主要的病机是体内阴阳不足。

当身体内部营卫不和与阴阳俱虚同时存在时，我们不能使用桂枝汤攻其表，因为桂枝汤会加重阴虚，气随液脱，阳虚亦加重，非常符合"桂枝下咽，阳盛则毙"的说法。条文中给出了错用桂枝汤之后的异常反应：四肢厥冷，咽中干，烦躁吐逆，阴阳进一步虚损。古人认为阴难以速生，但阳会立亡，且养阴会进一步加重伤阳，故应固阳以守阴，先复阳是第一要务。使用甘草干姜汤复阳，如患者手脚逆冷恢复，则表明阳气已经恢复，此时应及时变换治疗方法，使用芍药甘草汤恢复阴津。通过这样有序的治疗方法，可以很好地达到治愈疾病的目的。

本病的治疗过程中，我们要注意复阳与复阴过程中可能出现的意外情况，或者说药物副作用。如复阳过程中出现阳明胃燥，即条文中所讲的胃气不和、谵语，适当使用调胃承气汤调和胃气，解除胃燥。若复阳过程中大量出汗，阳气丢失严重，则要使用四逆汤急救回阳。

学习该条文，我们要掌握疾病治疗过程中的一个技巧，即阴阳两虚时如何复阳。有人会讲，补阳不就行了？答案是否定的。甘草干姜汤复人体阳气，被认为是守中复阳，即守住人体中焦脾胃，保持中气正常运行，进一步恢复阳气，否则就会伤阴，出现各种坏证。甘草干姜汤，甘草用药倍于干姜，以甘胜辛，就是守中复阳的典型思路。

伤寒该条文给予我们最大的启示是在治疗疾病的过程中，我们要小心翼翼，采取正确的治疗原则，掌握疾病治疗转换的时机，同时避免可能出现的药物副作用。

半夜阴阳复如何理解？

030 问曰：证象阳旦，按法治之而增剧，厥逆，咽中干，两胫拘急而谵语，师曰言夜半手足当温，两脚当伸，后如师言，何以知此？答曰：寸口脉浮而大，浮为风，大为虚，风则生微热，虚则两胫挛，病形象桂枝，因加附子参其间，增桂令汗出，附子温经，亡阳故也。厥逆，咽中干，烦躁，阳明内结，谵语烦乱，更饮甘草干姜汤，夜半阳气还，两足当热，胫尚微拘急，重与芍药甘草汤，尔乃胫伸，以承气汤微溏，则止其谵语。故知病可愈。

本条文承接上条（029），进一步详细论述了阴阳两虚人群外感之后的用药方法，即不得使用桂枝汤发汗，而是应该先复其阳，再复其阴，后调和阳明内结之症状。该条文也留给了我们几大疑点和困惑，我们不妨进行讨论。

第一，是附子的问题，第一种说法认为阴阳两虚外感，应该使用附子，但没有使用，反而增加了桂枝的用量，结果导致汗出亡阳。这种说法如果想成立，就必须把"附子温经"删除。第二种说法认为桂枝汤中加入了附子，结果导致汗出更盛，于是出现阳气更加亏虚，原因在于附子温经，容易汗出亡阳。两种说法哪个靠谱？在不删除"附子温经"、保持条文完整的情况下，第二种说法前后句子意思更通顺。

第二，"更饮甘草干姜汤"中的"更"是何意思？第一种说法是更换或者变换，即使用桂枝汤治疗阴阳两虚外感失败，甚至出现了副作用，应该更换方剂，使用甘草干姜汤。第二种说法是"更"指"一更天"，简称更，即夜间7点到9点的时间阶段。患者在一更天的时候服用甘草干姜汤，在三更天（夜半）"夜里11点至次日凌晨1点"的时间段阳气恢复，此时再服用芍药甘草汤复阴。从全段条文以及医圣仲景的时间医学体系来看，"更"应是指时间。

第三，阳明内结的患者究竟能不能使用温阳药物？这个问题是很多医生纠结的地方，因为临床中碰到阳明内结且已有谵语情况存在的患者，再使用温阳的药物，可能会造成不可预知的危害。该条文给予了我们解决后顾之忧的方法。阳明内结的人群兼有阴阳两虚的情况，虽然是内热外寒，有厥冷的症状，但是其内热是阴虚所致，且存在阳虚，故不能使用清热养阴的方法治疗，必须先复其阳。

该条文的三大疑问及难点，医圣仲景给予我们答案和解决问题的方法，甚至告诉我们要在固定的时间点使用药物，以防止方剂或者药物副作用的出现，使治疗更加精准，解除医者用药的后顾之忧，堪称经典。

项背疾患用药

> 031 太阳病，项背强几几，无汗恶风，葛根汤主之。

该条文与014条文有比较密切的关系，二者均为太阳病，有项背强几几的典型症状，不同之处在于一个汗出恶风，一个无汗恶风。汗出恶风使用桂枝加葛根汤治疗，无汗恶风使用葛根汤治疗。

细心对比，我们会发现桂枝加葛根汤与葛根汤的药物组成是一致的，均为葛根、麻黄、桂枝、芍药、生姜、大枣和甘草；不同之处在于桂枝加葛根汤不需要配合热粥，而葛根汤则需要配合热粥以助药力。有些医家认为桂枝加葛根汤中应该没有麻黄。这一点我们暂且搁置，通过后续伤寒条文的学习，得出自己的结论。

前面我们提到，肺之俞部在肩背，太阳膀胱系统俞部在头项，因此项背部位出现疾患，即项背强几几，考虑是肺经与膀胱经的联合病变。肺容易被热所伤，出现乏津的状态，而"项背强几几"正是局部筋脉乏津的表现，故桂枝汤是治疗本病的基础方剂，葛根升阳生津，有助于缓解肩背之乏津状态。无汗恶风是本病的重要症状，说明存在太阳膀胱经阳气郁闭，不得外出，故用麻黄合桂枝以发汗，使邪热有出路。

理解该伤寒条文，我们需要牢牢把握住的要素是"项背强几几"，确定肺经与膀胱经的联合病变，从而确立桂枝加葛根汤的基础用药模式；而患者是否有汗，决定是否加麻黄或者是否用热粥配合服药。

伤寒条文是古代医疗经验的高度总结，在传承过程中可能会出现错笺等问题，但在没有确切证据的前提下，笔者还是把这两种可能都列入其中，方便大家进行对比学习。

特殊腹泻的治疗

> 032 太阳与阳明合病者，必自下利，葛根汤主之。

通过前面条文学习，我们知道葛根汤治疗的疾病病机是肺体系与膀胱体系的联合病变，其中还存在乏津状态，故使用桂麻合方，且重用葛根。此条文讲葛根汤可以治疗太阳与阳明合病，并且说一定会出现下利的症状，究竟该如何理解呢？

提到阳明病，我们不禁会想到其提纲"阳明之为病，胃家实是也"，所以医家会把阳明病等同于大便不通；还有人会想到阳明热证的四大典型症状，即身大热、汗大出、口大渴与脉洪大，使用白虎汤治疗。其实阳明病的核心机制是燥热乏津，阳明腑实及阳明热盛都是在此基础上衍化而来的，只有把握这一点，我们才能真正认识阳明病。在葛根汤证的病机中，肺热乏津是关键点，这种乏津波及阳明，出现肺胃燥热乏津，就是条文中所讲的太阳与阳明合病。

太阳系统，膀胱体系与肺体系联合病变，其中有肺乏津的状态，太阳与阳明合病依然存在乏津的状态，为什么一定是太阳与阳明合病而不是单纯的肺乏津呢？答案就在"必自下利"一句。

通过伤寒提纲学习，我们知道自下利是太阴系统的典型症状，是太阴系统的寒证，这与本条文中所讲的乏津内热状态不是自相矛盾吗？殊不知在中医体系中有一种常见病理机制，称为"胃虚之消渴"，即人体胃阳不足，不能升腾胃中阳气，从而导致脾之阴津不能正常升清，下陷太阴，于是出现消渴之病，且一定伴有下利。中医讲"邪之所凑，其气必虚"，肺与脾均属于太阴经，肺伤则脾虚，加之胃伤而脾之运化失常，故而出现太阳与阳明合病，太阴病下利的情况。

太阳、阳明功能失常 + 必自下利是理解本条文的关键。葛根汤可以治疗复杂的太阳外感病，且葛根可以升腾阳气、起阴气，故可用于治疗此种类型的太阳与阳明合病。

正确理解脾升胃降

033 太阳与阳明合病，不下利，但呕者，葛根加半夏汤主之。

伤寒条文解读困难，其中一个原因是疾病相同，但是症状有差异，此时如何理解这种差异背后的病理机制，成了后世伤寒学习者难以逾越的大山。

032 条文明确指出太阳与阳明合病会出现下利，使用葛根汤治疗；而本条文则讲太阳与阳明合病，不下利，但是有恶心呕吐的情况，使用葛根加半夏汤治疗。初读该条文，我们会觉得其很容易理解，患者没有出现下利，出现了胃气机上逆，恶心呕吐，加用半夏降逆止呕，非常清楚明了。

对比 032 条文与本条文，我们会发现二者虽然症状上有差异，但都使用葛根汤作为基础方剂，说明二者病理机制一致，太阳与阳明合病，乏津是其共同的病理基础。不同之处在于，乏津可以分为虚实两端，胃虚之消渴，容易出现升清降浊功能失常，太阴寒盛而下利；而胃实之消渴，表现出来的是胃气机失常，如条文中所讲的上逆呕吐。这样，立足于阳明胃体系，我们就能够对本条文有更加深入的理解，从而灵活使用葛根加半夏汤。

在中医学体系中，我们知道气机正常升降是生命运动非常重要的环节，其中脾升胃降是核心。脾能够正常升清，胃肠才能够有效降浊，这是一种相辅相成的关系；另外，脾之正常升清，又依赖胃中阳气的升腾，这是胃气正常下降的一种保证，所以二者又是一种相互制约的关系。胃腑乏津，胃阳不能正常升腾，影响脾之升清，会出现下利；若胃阳不能正常升腾，但脾之升清功能未受到明显影响，而是以胃气不降为主要影响点，则不下利但呕。

对比 032 与 033 条文，若前一条文是太阳与阳明合病，波及太阴脾系统；那后一条文则是太阳与阳明合病，波及胃气的正常升降。本条文在葛根汤基础上加用半夏，以平逆胃气，用药非常精准。

学习伤寒，背诵是非常重要的手段，但要想运用到临床当中，更重要的是要准确理解伤寒条文背后所代表的真实病理机制。

如何看待小肠热喘？

> 034 太阳病，桂枝证，医反下之，利遂不止，脉促者，表未解也，喘而汗出者，葛根黄芩黄连汤主之。

伤寒体系往往把容易混淆的条文内容排在相对集中的区域，方便学习的同时，也能够使学习者对疾病实质有深入的理解。解读该条文时，我们把葛根黄芩黄连汤作为葛根类方剂体系的一部分来看，会有更加明晰的收获。

葛根黄芩黄连汤，简称葛根芩连汤，其应用有一个非常重要的前提条件，那就是太阳中风的桂枝证，医生误用了寒凉泻下的药物，于是出现了表证未解、里证又出的一种变证或者坏证。临床中，我们讲外感疾病有一些特殊的表现形式，如胃肠型感冒，它既有发热怕冷这些外感症状，同时有腹泻、恶心等胃肠系统表现。综合以上两点，我们明白太阳外感疾病，不但是指膀胱经体系，还可以形成于太阳小肠经体系。

中医认为人体同名经之间的功能会相互影响，如肺、脾同属于太阴经，会相互影响；膀胱与小肠同属于太阳经，也会相互影响。太阳外感的桂枝证，误用寒凉药物会伤及太阴，造成脾与小肠的功能失常，外邪郁闭、邪热内陷，同时脾不能升清，于是出现小肠下利症状，即条文中所讲的"利遂不止"。此时人体病机之核心是小肠腑里热盛，小肠经郁闭，小肠之经气不能正常输布，里热兼有外邪。

喘之症状多见于肺体系病变，亦可见于人体大气功能失调。本条文中的"喘而汗出"，乃是小肠内热，不得正常外散，导致太阳小肠体系经气运行障碍，营卫不和，大气运行失常而出现的气喘症状。小肠腑内热，里热熏蒸，迫津外出，故症状中有汗出。喘之症状和汗出均与小肠里热有非常重要的关系，常常联合出现，形成了固定语言描述"喘而汗出"，提示内热影响了人体大气之运行。

总体来讲，患者从太阳桂枝证转变为太阴系统的脾与小肠病变，且病变以小肠太阳经为核心，故以葛根升清降浊，发散小肠太阳经之郁闭；黄芩、黄连清热，兼厚肠胃，达到止泻的目的。且葛根之升腾阳气，可以佐黄芩、黄连之寒，使全方外可解表邪、内可清里热，达到畅通小肠体系经气运行之目的。《经方三十六讲》一书把葛根芩连汤作为小肠体系之俞方，原因就在于此。

感冒周身疼痛用药

035 太阳病，头痛，发热，身疼腰痛，骨节疼痛，恶风，无汗而喘者，麻黄汤主之。

伤寒体系的每一条文都非常重要，而本条文则是重中之重，原因在于该条文讲述了著名的麻黄八证，即麻黄汤治疗的太阳伤寒，包括了头痛、发热、恶风、身疼、腰痛、骨节疼痛、无汗、喘八个核心症状。临床中这八个症状未必同时出现，但是出现与之相反的症状时，我们就要考虑疾病已经不属于麻黄汤证，或者出现了疾病传变。

麻黄八证当中，我们需要了解的是身疼、腰痛、骨节疼痛的原因，这对于我们理解人体脏腑运行机制，以及灵活使用麻黄汤非常重要。从现代医学的角度讲，外感之后出现身体疼痛、关节疼痛，一方面是因为炎性因子的刺激，另一方面是因为外感特殊状态下，人体对疼痛的敏感度增高。从中医的角度讲，伤寒之后太阳膀胱经阳气运行受阻，不能很好地温化人体寒湿，寒湿阻滞筋脉，出现筋脉气血运行瘀滞，故而疼痛。知道外感后身体疼痛的原因所在，我们就知道这些症状并非太阳伤寒的必有症状，而是可有症状。在伤寒研究者中，也有人认为寒邪袭表、营阴郁滞是形成周身疼痛的原因，可以作为一种参考。

解读该条文，我们还要理解的一个症状是"喘"。临床中，普通外感很少见到气喘症状，只有存在肺部基础疾病或心脏基础疾病的人群容易出现喘证。太阳伤寒出现喘证，主要原因是太阳膀胱经阳气郁闭，影响肺气的正常出入，及时用药会快速缓解。

新冠流行期间，部分人群出现身体疼痛明显、关节疼痛明显，从中医的角度讲，乃是人体阳气运行受阻，寒湿邪气阻滞筋脉、留滞关节所导致。治疗时，若是麻黄汤证，我们使用麻黄汤治疗；若非麻黄汤证，我们可以从阳气不足、寒湿郁滞的角度进行分析用药。

气喘胸满可用麻黄

036 太阳与阳明合病，喘而胸满者，不可下，宜麻黄汤。

以症状来定位脏腑，判断疾病的病机所在，是中医疾病诊疗过程中的一把利剑，然而总会有一些症状我们很难直接定位在脏腑经络，这就给中医学习者带来了很大的困难，本条文中的"胸满"一证，就是如此。

上一条文中我们讲述了麻黄八证，喘证是其中之一，然而医家多认为喘证是肺脏之本证。这说明喘证虽然是麻黄汤证之一，但却是麻黄汤对肺气宣发肃降功能失常的一种调节，故而喘证可见于麻黄汤证，但却不是麻黄汤证的特有症状。另外，阳明系统异常也会出现喘证。临床中，太阳与阳明合病，出现气喘症状，其实很难确定使用哪一个方剂。

在本条文中，胸满是非常重要的一个症状，我们必须了解该症状的内在病机所在，或者说定位的脏腑。有医家指出，麻黄汤八证是一个粗略的说法，胸满也是麻黄汤证的症状之一，所以喘而胸满是使用麻黄汤的一种依据。胸满是麻黄汤证，这个说法是不靠谱的，对于学习伤寒没有很好的指导意义。其实胸满是人体大气运行失常的一种表现，多种原因可以导致这种情况的出现，太阳膀胱经为寒邪郁闭，肺气不宣，胸中大气运行失常（太阳膀胱出胸中），均可出现喘而胸满的症状。综合来讲，太阳外感是喘而胸满的独立因素。

胸中大气与阳明系统有非常密切的关系，心包与胃是其本体，故而阳明系统功能失常是胸满的重要因素之一。从阳明虚损、易为外邪所侵袭的角度讲，太阳与阳明合病，是导致喘而胸满的重要因素，但其直接原因是太阳外感。在这样的病机下，我们首先解除太阳外感，恢复肺气的宣发肃降及对胸中大气的影响，故条文中讲"不可下"，而是应该先试用麻黄汤宣发外邪。

人体疾病是复杂的，某些症状可以见于多个脏腑的功能失常，因此我们在诊疗过程中，需要仔细甄别、小心求证，并使用合适的治疗方法，解除患者的病痛。

感冒后身体无力用药

> 037 太阳病，十日以去，脉浮细而嗜卧者，外已解也。设胸满胁痛者，与小柴胡汤；脉但浮者，与麻黄汤。

中华文明传承不朽，文字记录功不可没，但在后人阅读前人之著作时，往往也会因为对文字理解不一致，出现各种争论，本条文就是如此。

太阳病，十日以去，脉浮细而嗜卧者，外已解也。

太阳病，十日以去，设胸满胁痛者，与小柴胡汤。

太阳病，十日以去，脉但浮者，与麻黄汤。

把该条文分成三段来进行理解，是部分伤寒医家的认识。通过分解条文，讲述了太阳病多日之后出现不同症状时，该如何采用不同方法进行处理。

太阳外感，十日以去，患者发热恶寒等症状消失，只遗留脉浮细及倦怠嗜卧，说明太阳外感虽然好转，但损伤的正气未恢复过来，不需用药，静养即可。

太阳外感，十日以去，如果出现胸满胁痛的症状，说明太阳疾病已经传变至少阳，且以少阳为发病核心，此时我们治疗需要从少阳入手，使用小柴胡汤治疗。

太阳外感，十日以去，如果患者仍有太阳系统的发热恶寒等症状，脉只要是浮脉，仍考虑邪在表，可以使用麻黄汤治疗。

太阳病，十日以去，脉浮细而嗜卧者，外已解也。设胸满胁痛者，与小柴胡汤。

太阳病，十日以去，脉但浮者，与麻黄汤。

部分伤寒医家将该条文分成两部分，也能够非常好地进行解读。

太阳病，十日以去，患者脉浮细，倦怠乏力，说明表证已解；此时患者出现胸满胁痛的症状，说明病位在少阳，应该使用小柴胡汤治疗。猛地一看，这种解读与三分法的第二种解读类似，但该解读法是"脉浮细、倦怠乏力＋胸满胁痛"，与单纯"胸满胁痛"有着非常大的差别。

学习该条文，了解两种解读方法，我们除了对条文有了更加深入的认识，还能有哪些收获呢？回顾伤寒六经提纲，少阴病的条文提纲为"脉微细，但欲寐也"，提示少阴病的重要特征之一是精力不济、倦怠欲寐，与上文倦怠乏力是很难区分的类似症状。《经方三十六讲》一书中提到少阴系统包括肾与三焦两个脏器，其中三焦经为少阳经络，其经方是小柴胡汤。

临床中，我们遇到倦怠乏力、欲寐的患者，往往定位在少阴系统，使用温肾阳、交通心肾的方法进行治疗，效果佳，但仍有部分患者不属于肾阳虚的情况，这是治疗倦怠乏力的难点所在。通过该条文学习，尤其是学习第二种条文解读法，我们知道倦怠乏力，甚至出现欲寐症状，可能是少阴系统的三焦经功能异常，可以使用小柴胡汤进行治疗，这就解决了临床中的一大难题。

该条文虽然文字简单，但是其中却蕴含着解决临床疑难杂症的治疗方法。使用《经方三十六讲》的理论来解读伤寒条文，可以更加有效地认识伤寒条文背后的秘密。

初探大青龙汤

> 038 太阳中风，脉浮紧，发热恶寒，身疼痛，不汗出而烦躁者，大青龙汤主之。若脉微弱，汗出恶风者，不可服之。服之则厥逆，筋惕肉瞤，此为逆也。

本条文讲述了大青龙汤适用的疾病状态，以及使用大青龙汤时的注意事项。理解该条文，我们要着重明白以下三点。

第一，青龙汤名字的由来，以及为什么称为大青龙汤。青龙是古代的四大神兽之一，其本身具有行云布雨的能力，从人体的角度来讲，大青龙汤是能够调节人体内部水气变化，把人体多余的水气排出体外的中医方剂，具有青龙之能力，故谓之青龙汤。青龙汤为什么会有大小之分？从方剂学中我们知道，小青龙汤治疗的是外寒内饮，肺内有水湿邪气，是膀胱经与肺体系的联合病变，全方以温散为主；大青龙汤治疗的是外寒内热，内热为实热、蕴热，是阳明胃热与肺热，治疗方法是外解表、内清热。大青龙汤病机中的内热不能采用寒凉下法治疗，而是应用麻黄、石膏配合，把蕴热通过汗排出体外。相对于小青龙汤，其治疗用药更加需要行云布雨的力度，故称之为大青龙汤。

第二，大青龙汤的服用禁忌从何而来。大青龙汤是强力发汗之药，发汗过程中会出现阴阳随汗而损耗的情况，因此对于身体虚的患者禁忌使用，否则会造成阴阳两虚的不良局面，出现手脚冷、筋肉跳动的厥逆症状。对于身体壮实或者正常之人，也不可过于发汗。所以大青龙汤使用方法中讲"一服汗出，勿再服"。

第三，关于烦躁需要知道的一点知识。本章节所讲的烦躁乃是由于阳明蕴热，不得外出，故而烦躁。若是使用大青龙汤的过程中发汗太过，则可使烦躁加重，原因为何？烦躁的原因是热，可见于实热，也可见于阳明津亏燥热，因此发汗太过，阴津匮乏，出现阳明燥热，会出现烦躁加重。解读学习伤寒条文，我们要学会运用矛盾的观点，掌握举一反三的方法，这样才能更加精准地理解条文关键词的含义。

了解大青龙汤的真正含义，掌握其病机所在，我们在临床中才能更好地运用该方剂来解决实际问题。

肢体浮肿的原因

> 039 伤寒，脉浮缓，身不疼，但重，乍有轻时，
> 无少阴证者，大青龙汤发之。

伤寒条文对于学习者来说，总是循循善诱，让人在不知不觉中掌握更深层次的中医知识。通过本条文的学习，我们对大青龙汤、对人体病机的变化会有更加深入的认识。

太阳外感疾病，寒湿停滞于表，流于身体四肢，身体沉重，此时该如何治疗？很多医者遇到这种情况，会有些不知所措。通过该条文的描述，我们知道这种水饮疾病可以分为两大类型，一种类型以太阳系统为核心，另一种类型以少阴系统为核心。二者的鉴别点之一是太阳水饮乍有轻时，即太阳系统水肿时轻时重，而少阴系统水肿则不会出现这种现象，若是没有少阴系统症状，考虑疾病处于太阳系统，则以大青龙汤治疗。

太阳系统的水饮疾病，或者说寒湿郁滞于肌表，有哪些特征呢？第一个特征是身体的疼痛出现变化，由疼痛转为身体重，说明湿邪水饮留滞于肌表；第二个特征是脉由浮紧变为浮缓，关于这一点，部分伤寒大家解释得非常到位，认为是太阳寒湿之邪入里，出现化热的趋势，故肌表的束缚解除，脉紧消失。

太阳寒湿之邪气入里，水饮停滞肌表，此时需要从内到外清除寒湿之邪气，且需要适当清内热，虽然目前没有外寒内热，但处于外寒内热的变化阶段，故而需要使用大青龙汤发

汗，从内向外清除寒湿邪气，并达到祛除肌表水饮的目的。因此，条文中讲用大青龙汤发之，即发越水气。

有伤寒医家评价说，肌表有水气，无论是内伤疾病，还是外感疾病，只要没有少阴寒证，都可以使用大青龙汤治疗，一语中的。

心下有水气的治疗

040 伤寒表不解，心下有水气，干呕，发热而咳，或渴，或利，或噎，或小便不利、少腹满，或喘者，小青龙汤主之。

大青龙汤、小青龙汤是中医的两个名方，大青龙汤治疗水饮在肌表，小青龙汤则治疗水饮在内，即外寒内饮。小青龙汤证的整体特征是寒饮之邪气在内，故用药以温散水饮为基本原则，方剂中没有石膏这类凉性药物，而是用了干姜、细辛这些温性药物。

学习小青龙汤，我们要掌握的第一点是"心下有水气"中心下的具体位置，这也是脏腑经络解伤寒的基本要求。有伤寒医家明确指出，心下指的是胃脘部位，患者平素胃阳不足或者胃有水饮是形成小青龙汤证的重要体质因素。临床中，肺与胃往往容易被类似的病理因素所影响，如我们经常讲的肺胃燥热、肺胃虚寒等，所以心下有水气，多数代表肺内有水气。明白小青龙汤治疗疾病的具体病位及病理特性，对于我们正确使用小青龙汤很关键。

学习小青龙汤，我们要掌握的第二点是小青龙汤证为何会有如此多的兼加症状？渴、利、噫、喘、小便不利，历代医家基本都是结合药物加减对症解释，很少从一元论的角度进行解读，其实五者均是肺胃水气的兼加症状。前面我们提到，水饮停于胃，胃阳不能升腾阳气，清浊不分，故会出现渴，还可能会出现下利；若寒饮过重，阻碍胃气升降，可能会出现噫；喘是肺内水气的一种表现；小便不利乃是因为太阳体系的阳气不能有效化解湿气。

通过以上分析，我们牢牢把握住外寒内饮、肺胃寒饮两个基本特点，就明白了小青龙汤的适用范围和使用要点。

胃虚口渴是怎么回事？

> 041 伤寒，心下有水气，咳而微喘，发热不渴。服汤已，渴者，此寒去欲解也。小青龙汤主之。

通过前面的条文，我们学习了小青龙汤的使用要点，本条文继续强调"心下有水气，咳而微喘"的小青龙汤证。本条文的疑难之处是"不渴"与"渴"均是小青龙汤的适应证，令很多学习者费解。

要正确理解该条文，我们需要知道一点，那就是胃的正常生理状态，因为"心下有水气"中的心下指的是胃脘。胃腑能够腐熟其中的水谷，并在脾的帮助下完成升清降浊的生理功能。其中胃之腐熟功能有赖于胃中阳气的升腾。如果患者平素胃阳不足，在感受外在寒邪之后，会形成机体阳气受损，胃阳更加不足、水饮留滞的情况，这就是我们经常提到的外寒内饮。外寒内饮的情况下，寒邪存在，患者虽然有发热等症状，但是并不会感到口渴；使用小青龙汤后，寒邪消退，胃阳仍然没有正常升腾，此时脾胃升清功能未能恢复，口中乏津，于是会出现口渴，仍然要使用小青龙汤治疗。

此条文还给了我们另外的启示，那就是小青龙汤证未必是痰多清稀的寒饮状态，临床中很多时候，小青龙汤证患者的症状是口咽微微干，咳嗽气喘无痰，原因就是我们上面所讲的胃阳虚乏津。作为一名临床医生，我们了解小青龙汤证的特点后，再多看前人医案，多临证，就能不断丰富自己的治疗经验，对疾病也会有更加深入的认识。

笔者一直强调使用脏腑经络来解读伤寒条文，原因就在于用脏腑对条文症状进行分解剖析，我们可以真正认识条文所表达的意思。

感冒为何要远寒凉?

042 太阳病，外证未解，脉浮弱者，当以汗解，宜桂枝汤。

043 太阳病，下之微喘者，表未解故也，桂枝加厚朴杏子汤主之。

044 太阳病，外证未解，不可下也，下之为逆，欲解外者，宜桂枝汤。

伤寒条文，有些意思相对独立，有些相互之间则有较为密切的关联，此处所列的三则条文有一个共同的特点，那就是"表证未解"。学习此三则条文，我们要搞清楚三者之间的逻辑关系，同时还要了解条文背后蕴含的中医病机学知识。

如果一个感冒多日的患者来到诊室，我们是按照初得太阳病用桂枝汤或麻黄汤治疗，还是考虑太阳系统疾病已经发生传变，使用其他的方法进行治疗呢？医圣仲景告诉我们，太阳系统疾病，虽然时日已长，但如果仍有头痛、发热、怕冷这些症状，且有脉浮，则考虑仍为太阳系统疾病；如果脉浮弱，则考虑营卫不和的问题，应该使用桂枝汤治疗。

感冒，很多医生觉得治疗简单，尤其是中医技术不够精湛的医师，包括部分西医医生，会粗暴地给予清热解毒的中成药，殊不知这种做法非常错误。治疗感冒的清热解毒中成药偏于寒凉，也就是中医讲的"下药"，即具有寒凉或寒凉泻下的作用。医圣仲景告诉我们，这些药物使用不恰当，会对我们的里气，即胸中大气运行造成损害，不良结果之一就是出现上逆，也就是条文中所讲的"下之微喘"。患者前期有感冒症状，但就诊时已经不明显，使用寒凉药物后出现微喘，就说明表证仍在，需要在桂枝汤解表的基础上，加用厚朴、杏仁以降上逆之气。这也体现了中医以方测证的理念。

结合 042 与 043 条文，044 条文总结了外证未解时的治疗策略：第一，在有明显外证存在且脉象符合的情况下，应该先解表，再考虑其他的治疗措施，而解表的方法以桂枝汤为主；第二，外证存在，无论症状是否显著，此时即使兼有大便不下的里证，也不能使用寒凉下法，否则就会形成一种逆证，造成药物性的疾病传变或加重。

学习此三则条文，我们要从中汲取一些健康养生的知识，即在感冒时，一定要慎重使用寒凉药物，包括远离寒凉食物，否则就会损伤我们的正气，尤其是胸中大气，给身体埋下疾病的祸根。

浮脉的秘密

> 045 太阳病，先发汗不解，而复下之，脉浮者不愈。浮为在外，而反下之，故令不愈。今脉浮，故在外，当须解外则愈，宜桂枝汤。

《伤寒论》的编写特点之一就是把容易出现治疗错误的地方反复讲述，让学习者牢牢把握疾病治疗的要点而不至于犯各种治疗性错误。本条文中，仲景以"脉浮"为要点，告诉我们外感疾病治疗中应该把握的黄金法则。

太阳外感疾病中，脉浮是重要的识别点，也是特异性非常高的识别点。如条文所讲，太阳外感疾病，我们使用发汗的方法进行治疗，但疾病未能按照我们的预期获得痊愈，此时我们必然要分析原因所在：一是治疗方案存在问题；二是治疗方案没有问题，只是疾病痊愈或者说正邪交争需要一定的时间。仲景告诉我们，太阳外感疾病，患者发汗后未能康复，如果患者脉浮，说明患者仍然处于太阳外感疾病阶段，此时治疗方案不能改变，仍然需要使用桂枝汤治疗。

外感疾病阶段，如果错误使用寒凉泻下的药物，一般会出现三种情况：第一种情况是正气亏虚，出现里证；第二种情况是正气受损，出现上逆之状态；第三种情况是正邪交争，正气未损。本条文中，患者服用了寒凉泻下药物，但并未出现其他异常症状，说明患者正气并未受到波及，所以要及时停用寒凉药物，继续使用原方案进行治疗。

通过本条文，我们要明白两点：第一，脉浮是太阳外感疾病的重要识别特征，我们在临床中需要牢牢把握；第二，人体正气在对抗外感等各种疾病时作用非常关键，如果人体正气充足，甚至能够使用寒凉药物而正气不伤，因此平时需要注意维护我们的正气旺盛。

伤寒中的放血疗法

046 太阳病，脉浮紧，无汗，发热，身疼痛，八九日不解，表证仍在，此当发其汗。服药已微除，其人发烦目瞑，剧者必衄，衄乃解。所以然者，阳气重故也。麻黄汤主之。

047 太阳病，脉浮紧，发热，身无汗，自衄者愈。

人体疾病是复杂的，即使是太阳外感疾病，也充满了各种变数，且有些变数令人费解，此两条文中所提到的衄血问题，就是如此。

衄血，指鼻出血，也泛指各种出血，如牙龈出血、耳朵出血、眼睛出血等，在该条文中，主要是指鼻出血。太阳外感疾病中，为什么会出现鼻出血的情况？从条文中可以知道，根本原因是阳气过重。

阳气过重的机制是什么？我们可以大致分三个步骤来进行分析。第一，太阳外感发热，重要原因是寒邪郁遏阳气，阳气不得外散，故而发热。所以阳气内遏是太阳伤寒的重要病理特点之一。第二，人体阳气运行，除了与脏腑经络相关，还受到奇经八脉中的督脉、阳维脉影响，其中阳维脉维系诸经阳气，督脉为阳脉之海。第三，当太阳外感郁遏之阳气与阳维脉、督脉的阳气相互叠加，就会出现阳气过重，阳气上逆，故而鼻出血。身体通过这种出血能及时解除体内过重的阳热之气。因此，条文中所讲的阳热过重，乃是太阳外感郁遏之阳气影响到了阳维脉、督脉所导致，而发烦、目瞑是阳热过盛，阳气上冲的症状表现。

通过这两则条文，我们需要知道太阳伤寒阳气过盛时的治疗方法。患者如果已经出现衄血症状，但外感症状消失，这是疾病自愈的表现；患者衄血且仍有外感症状时，需要使用麻黄汤，通过发汗以真正解除寒邪之气对阳气的郁遏，使疾病痊愈。同时在辨证准确的前提下，需要果断使用麻黄汤发汗，防止出现阳热过重，进一步加重衄血。

生活中，针对外感热病，我们有时会用放血疗法，原因就在于放血可以解除人体过重的郁遏的阳气，从而起到退热的作用，这与条文中所讲的衄血原理是一致的。学习医圣仲景的伤寒条文，我们细心体会、仔细揣摩，其实可以衍生出来一些自己的特殊治疗方法，同时对于后世的很多疗法会有更加深入的认识和体会。

二阳并病形成的原因

048 二阳并病，太阳初得病时，发其汗，汗先出不彻，因转属阳明，续自微汗出，不恶寒。若太阳病证不罢者，不可下，下之为逆，如此可小发其汗。设面色缘缘正赤者，阳气怫郁在表，当解之熏之。若发汗不彻不足言，阳气怫郁不得越，当汗不汗，其人躁烦，不知痛处，乍在腹中，乍在四肢，按之不可得，其人短气但坐，以汗出不彻故也，更发汗则愈。何以知汗出不彻？以脉涩故知也。

该条文详细讲述了"二阳并病"的治疗问题。所谓并病，是指一经病未罢，而另一经病又起，与合病不同。本条文中讲的"二阳并病"，主要是讲太阳经病与阳明经病之间的病理关系，以及治疗时的注意事项。学习该条文，我们一方面需要整体把握太阳经病与阳明经病的关系，另一方面要从细节把握疾病发展过程中的症状要点。

从整体来讲，太阳病发汗不彻底会出现两种情况：第一种情况是转入阳明，此时患者阳明内热，迫汗外出，所以可以见到微微自汗出，没有了恶寒的太阳表证，可以按照阳明病的治疗策略进行。第二种情况是太阳病症状存在，阳明病也出现，此时治疗需要先解表，再治疗阳明里证，否则就会形成逆证，治疗策略是小发其汗，避免加重阳明里证。条文中所讲的"二阳并病"，指的就是第二种情况。

从细节上讲，二阳并病会出现以下两种较为特殊的情况：一种是阳气怫郁在表；另一种是阳气怫郁不得越，阳气在里。阳气怫郁在表，主要表现是整个面部发红，治疗方法是解表散热或使用热熏法散热。"阳气怫郁不得越"的二阳并病，有可能是发汗不彻，也可能是没有及时发汗，所以条文中提到当汗不汗，患者的表现是烦躁、短气，周身不适，这些可以归结为汗出不彻，治疗需要继续发汗。

条文最后提出了识别"汗出不彻"的一个重要特征，那就是脉涩。伤寒医家解读此条文，多认为邪热壅塞于内，故而脉涩，这与血瘀的脉涩原理不同。二阳并病的两种表现形式、两种特殊情况，是学习本条文需要把握的要点。

伤寒中的不可发汗

049 脉浮数者，法当汗出而愈，若下之，身重心悸者，不可发汗，当自汗出乃解。所以然者，尺中脉微，此里虚，须表里实，津液自和，便自汗出愈。

050 脉浮紧者，法当身疼痛，宜以汗解之。假令尺中迟者，不可发汗。何以知然？以荣气不足，血少故也。

此两则条文在《伤寒论》中非常重要，仲景在此告诫医者在治疗太阳外感疾病时哪些情况下不可以直接发汗，或者需要采用特殊的方法达到汗解的目的，否则就会对身体造成严重损伤。

太阳外感疾病，第一种不可发汗的情况是误治导致里虚。前面条文中提到，太阳外感疾病，若是误用寒凉泻下，会导致里气郁遏上逆，或者里气亏虚。当里气亏虚，中气不运，就会出现身重；里气不足，心无所主，故可见到心悸。条文中指出判断里气亏虚的指征是尺脉微，再结合患者病情变化过程，即可做出正确判断。里气亏虚时不可发汗，应先实表里，表里实则津液和，自汗出而愈。

太阳外感疾病，第二种不可直接发汗的情况是营阴不足。营阴不足，血少，此时再发汗会进一步加重营阴的亏虚，造成较为严重的后果，因此不能直接发汗。判断营阴不足的指征是尺中脉迟，临证中再结合面色萎黄等症状，可以更加准确地进行判断。

以上条文中所讲的两种情况，不可直接发汗，是不是就不需要用药呢？确实有部分医家认为不需要用药，静待患者正气恢复即可，但从疾病发展的病程来看，这种认识是错误的。笔者认为，两种情况的不可发汗，第一种里气亏虚，是胸中大气的亏虚，遵循部分医家的意见，可以使用桂枝新加汤治疗；第二种营阴亏虚，较容易理解，可以使用小建中汤或者加减葳蕤汤治疗。

生活中，对于尺脉微或者尺脉迟者不可以过度使用辛温之品，否则会造成身体的亏虚，这是条文给我们带来的提示。同时伤寒条文有些并没有提供治疗用药，我们可以根据条文来理解疾病的病机所在，再参考历代医家的认识，从而得出自己的结论。

麻黄汤如何用于内伤病？

> 051 脉浮者，病在表，可发汗，宜麻黄汤。
> 052 脉浮而数者，可发汗，宜麻黄汤。

此两则条文，不可单独理解，应该与 049、050 条文结合来看。前面的条文讲述了脉象尺中微、尺中迟时不能发汗，但如果脉象是浮或者浮数时则可以发汗。

解读伤寒条文，需要遵循两个重要原则：一是前后呼应，从整体上进行理解；二是能够区分特异性症状与兼加症状，灵活使用治疗方法。对于此两则条文，其前置条件是存在太阳伤寒的发热恶寒、身体疼痛等相关症状，在此基础上，患者出现脉浮或者脉浮数的情况，虽然未必是脉紧，但依然可以使用麻黄汤发汗治疗。

对于经方要注意灵活运用。《经方三十六讲》一书把麻黄汤定义为膀胱体系之经方，所以太阳膀胱经阳气不足、经络受寒偏枯的情况，也可以使用麻黄汤进行治疗。有医家把麻黄汤称为"还魂汤"，也提示麻黄汤功能的多样性和重要性。

临床中，若是患者没有明显的太阳伤寒之发热恶寒，是否能够使用麻黄汤治疗呢？答案是肯定的。西药阿司匹林不仅可以治疗发热与疼痛，还可以预防及治疗心脑血管疾病，原因在于阿司匹林功效的多重性，麻黄汤同样如此，不但可以治疗外感疾病，也可以治疗内伤疾病。在脑血管疾病中，中风偏瘫的有效方剂大小续命汤中就用到了麻黄、桂枝，原因就在于此。

麻黄汤用于治疗内伤疾病，重要的识别点就是上述条文中所讲的脉浮，尤其是脉浮数。

此两则条文，内容虽然简单，但却给予我们很大的启发，尤其是外感疾病方剂的服用方法。

伤寒自汗出用药

> 053 病常自汗出者，此为荣气和，荣气和者，外不谐，以卫气不共荣气谐和故尔。以荣行脉中，卫行脉外，复发其汗，荣卫和则愈，宜桂枝汤。

医圣仲景此条文，对于我们理解荣（营）卫之间的关系具有非常重要的意义。营行脉中，卫行脉外，营卫和合，这是营卫最基本的生理关系，是人体健康的标准之一。

病理情况下，营卫出现运行不和谐。从汗出的角度讲，卫强与卫弱是重要的两种类型，有医家总结"卫强则不密，卫弱则不固"，均会导致自汗出。本条文所讲的病人常自汗出，并不是太阳外感疾病的自汗出，而是营卫失衡，卫气弱，不能固表所导致的自汗出。自汗出，充分体现出了卫气"肥腠理、司开阖、卫外而为固"的生理功能。

桂枝汤是调和营卫的方剂，因此使用桂枝汤发汗，可以使营卫重新回归和谐的状态，因此条文中讲"复发其汗，荣卫和则愈"。在中医体系中，卫气被称为肺卫，营气被称为营阴；卫气与肺、脾关系密切，营阴与心、肝更为关联。所以临床中，我们考虑患者卫气虚的具体情况，可以加用黄芪，以更好地恢复卫气、调和营卫。

学习伤寒，解读伤寒，如何最大限度地把条文内容具体化，用明晰的语言表达出来，非常重要。该条文中讲营行脉中、卫行脉外，营行脉中相对容易理解，毕竟血液是营阴的重要载体；卫行脉外，从卫气肥腠理和人体生理结构方面讲，卫气运行的主体结构应该是人体的三焦膜结构，无处不至，又受到肺经的调节。

治疗自汗出的要点

054 病人脏无他病，时发热自汗出而不愈者，此卫气不和也，先其时发汗则愈，宜桂枝汤。

异常发热是临床中一个较为棘手的问题，尤其是当各种检查结果正常时。治疗异常发热，中医有独特的优势，本条文告诉我们异常发热的一种治疗方法，即使用桂枝汤治疗。

临床中，我们会遇到部分异常发热的患者，患者每天都会出现发热，甚至发热的时间还比较固定，各种检查都做了，没有发现异常，甚至还住院治疗，仍然解决不了发热的问题，这就是条文中所讲的"脏无他病，时发热"。如果患者的这种发热还伴有自汗出，那么就考虑是条文中所讲的卫气不和、营卫运行失常的问题了。

营卫不和会出现发热、自汗出，这个是比较容易理解的，但该条文需要大家搞清楚的一个问题是为何每天定时发热。在中医体系中存在时间医学，它将一天二十四小时分为十二时辰，对应人体的十二个脏腑，当脏腑功能异常时，会在特定的时间段表现出来。营卫虽然泛指人体气血，但与脏腑功能不可分，故而发热会有时间性。

条文最后指出桂枝汤调和营卫，要注意用药时机，即在发热的前一时间段用药，这样药物起效的时间正好是脏腑功能异常的时间，能更好地调理脏腑及营卫功能，达到治疗异常发热的目的。

感冒是应该治疗还是硬扛？

> 055 伤寒，脉浮紧，不发汗，因致衄者，麻黄汤主之。

在医学科普视频中，有些人讲到西方人发热感冒，往往不是用药治疗，而是多喝水，硬扛过去，并嘲笑国人过度用药治疗，这是不是崇洋媚外呢？我们看看医圣仲景是如何看待这个问题的。

太阳外感发热，如果不及时使用发汗药物，可能会导致鼻出血，这在前面条文中讲过，此处不再赘述。本条文解读中，我们重点就外感发热是否需要用药进行中医科普。外感发热疾病中出现鼻衄，虽只是一个简单的鼻出血，但其背后却隐藏着一条医学道理，即人体阳热过盛，影响了阳维脉和督脉，造成了多经脉功能的失常。

从医圣仲景的伤寒条文看，太阳伤寒发热是需要进行干预治疗的，否则可能出现阳气过盛，邪热扰动阳维脉、督脉的情况，并进一步造成身体损伤。对于感冒发热后硬扛，尤其是本有内热的人群来讲，硬扛存在损害身体，尤其是损伤阳脉的风险。

综上，太阳伤寒后发热，需要及时正确地干预治疗，而不是硬扛，或许我们不会使用麻黄汤或桂枝汤，但即使是一碗姜汤，也蕴含了对身体暖暖的爱。

小便清者里无热

> 056 伤寒，不大便六七日，头痛有热者，与承气汤。其小便清者，知不在里，仍在表者，当须发汗。若头痛者，必衄。宜桂枝汤。

对伤寒每一条文的解读，都不能粗心大意，否则就会忽略一些重要的信息，对疾病病机理解出现偏差，进而造成治疗方面的一些混乱。对本条文的理解，我们要牢牢把握住一个症状，那就是"小便清"，同时区分两个"头痛"的不同之处。

在前面条文的学习中，我们知道太阳与阳明会出现疾病传变，并出现并病的情况，治疗时要把握用药的先后顺序。患者太阳外感，六七日不大便，一方面可能存在阳明热证，另一方面疾病发生多日告诉我们太阳外感已经不纯粹，可能有病机变化。此时患者头痛，且有内热的表现，说明疾病处于阳明热证阶段，可以使用攻下的方法，即使用承气汤治疗；但在此过程中见到"小便清"的症状，则不能使用承气汤治疗，因为这表示患者目前阳明里证未真正形成，疾病仍有表证存在，故而需要先解表，使用桂枝汤。

此条文涉及两个"头痛"，第一个头痛伴有内热，第二个头痛伴鼻衄。临床中，头痛会见于很多疾病，但就本条文而言，头痛有热指的是体内阳明内热，灼热熏蒸而致头痛；头痛时见到鼻衄，是外感之热影响了阳维脉或者督脉，此处的头痛提示疾病仍处于太阳外感阶段，且内有郁热。通过此条文，我们知道临床外感疾病患者小便清兼有头痛，说明疾病处于太阳阶段，且在多日未大便的情况下有可能出现鼻衄。

"纸上得来终觉浅"，对照条文，反复临证，我们就能把握头痛在太阳外感疾病和阳明疾病阶段的不同，而小便清是一个重要的识别点。临床中，遇到头痛兼有小便清的患者，不得随意或者过度使用寒凉泻下药物，这或许是该条文带给我们最大的收获。

重复感冒如何用药？

> 057 伤寒发汗已解，半日许复烦，脉浮数者，可更发汗，宜桂枝汤。

伤寒条文的文笔极其精练，没有一句废话，所以从每则条文中，我们都会发现难点及关键点。对于本条文而言，为何二次发汗用桂枝汤而不是麻黄汤，是历代医家关注和争论的焦点。

太阳表证，需要发汗是共识，其发汗有基本的原则，那就是无汗不可用桂枝、有汗不可用麻黄。从现代医学常识来看，无论是哪一种发热，只要是患者发汗后汗出，体温就会下降，病情就会好转或暂时缓解。结合以上观点，我们明白，无论是太阳伤寒，还是太阳中风，只要能令患者发汗，疾病就能得到有效治疗。

结合《经方三十六讲》的理论，我们知道，太阳伤寒的病位在太阳膀胱经，麻黄汤通过温通膀胱经使毛孔打开，寒邪从汗而解；太阳中风的病位在肺经，桂枝汤通过调和营卫，使邪气从毛孔而出。二者的共同之处是邪气从毛孔而出，不同之处是促成毛孔开泄的方式不同。因此，临床中我们要区分太阳伤寒与太阳中风之不同，但在临床用药时又要根据患者情况的不同，模糊二者之间的对立边界，灵活多变。

回归本条文，患者第一次是太阳伤寒，使用麻黄汤发汗的方法治疗，汗出病情缓解；但半日许再次出现发热类问题，此时脉浮数，提示仍是表证，因此仍然需要发汗，但距离前次发汗时间短，患者毛孔正处于开泄不固的状态，所以此时应该使用桂枝汤来发汗，而不是用麻黄汤去开泄毛孔。二次发热，疾病反复的原因是邪气未尽还是复感风邪？从使用桂枝汤的角度看，应该是毛孔腠理功能未能恢复的情况下复感外邪。当然，在太阳膀胱经余邪未尽、阳气不衰的前提下，使用桂枝汤也可以达到发汗治愈的效果。

本条文还有一处需要理解的地方，那就是"烦"的原因所在。我们简单理解就是体内有热，所以烦；更加精准的理解是外感发汗之后，毛孔处于开泄未恢复的状态，此时再次感受邪气，郁遏营阴，热郁于内，故烦。所以，从烦的角度看，患者疾病反复的原因是二次感受外邪。

疾病痊愈密码之阴阳自和

> 058 凡病，若发汗，若吐，若下，若亡血、亡津液，阴阳自和者，必自愈。
>
> 059 大下之后，复发汗，小便不利者，亡津液故也，勿治之，得小便利，必自愈。

许多伤寒条文的解读都充满了争议，原因在于不同断句方法可以得出不同的结果。对于058条文而言，"若亡血、亡津液"与"若亡血，亡津液"，断句方式不同，得出的结论也有差异。

第一种断句"若亡血、亡津液"，指的是疾病过程中，使用发汗、吐或下的方法治疗，结果导致了亡血、亡津液；第二种断句"若亡血，亡津液"，亡血作为一种治疗方法或者疾病症状，与汗、吐、下三法并列，导致了患者出现亡津液的结果。"亡津液"是两个断句的共同之处，"亡血"作为原因或者结果，其意义是不同之处。

058条文中的"亡津液"是结果，其中"若发汗，若吐，若下"三种疗法可能是正确的治疗方法，也可能是误治，在这种情况下，如果患者阴阳自和，那么表明身体的整体运行机能没有出现失常，不需要专门去用药治疗，患者会达到疾病自愈的一种结果。阴阳自和的识别点，医家认为是营卫调和，二便在一定时间内恢复调和的状态。也有医家认为，当身体出现亡津液的状态时，多表现为口干、小便不利的症状，此时我们需要补充津液，使阴阳达到一种自和的状态，疾病才能痊愈，因此"阴阳自和"是一种治疗目的。

059条文，我们可以认为是058条文的一个病案或者临床实践。患者大下之后，津液丢失，再使用发汗法，津液又部分丢失，造成津液不足、小便不利的情况。小便不利，但我们却不能使用利小便的方法治疗，因为疾病的根本原因是乏津液，因此我们应该适当补充津液，得小便之后，津液恢复，疾病可愈。从059条文可以知道，"勿治之"并非不用药治疗，而是不能使用利小便的方法治疗，这体现出了中医疾病诊疗的前瞻性和严谨性。

综合来看，无论任何疾病，追求身体的"阴阳自和"是重要目标，而维持身体"阴阳自和"是治疗过程中需要把控的要点。阴阳自和的理念不但可以运用在外感疾病中，对内伤疾病的治疗也有重大的指导意义。因此，条文中的"阴阳自和"和"勿治之"并非消极应对，而是一种积极的前瞻。

大汗不能祛湿的原因

060 下之后，复发汗，必振寒，脉微细，所以然者，以内外俱虚故也。

该条文内容简短，疾病过程清楚，症状易于理解，但要想把握该条文真意，还需要对中医基础理论，尤其是阳气的运行理论有较为深入的认识。

该条文中疾病的典型症状是振寒，即振栗恶寒，其背后的病机是人体阳气出现亏虚或者暂时性的运行失常，不能温煦肌表。从阳气运行的整体进行划分，肾为阳气之根本，心脏藏阳气，小肠助力阳气运行，膀胱经通行阳气。条文中所讲的振寒是阳气亏虚，尤其是心脏藏阳功能失常，故而见到振栗怕冷。结合条文中的脉微，进一步说明此处的振寒是一种虚证，即人体阳气的亏虚。

结合伤寒其他条文，我们知道疾病治疗时运用下法、发汗之后，会导致津液亏虚，结合条文中脉细，说明体内津液已经出现亏虚的表现。阳气不足、津液亏虚，是阴阳两亏的局面，因为疾病发生于外感疾病当中，且阳气具有内外一体性的特点，故而称为内外俱虚。

结合该条文，我们探索发汗后人体阳气亏虚的原因。中医讲汗为心之液，发汗后汗出过多，心脏阳气随汗而丢失，加之患者素有阳气不足的情况，故而出现心阳不足的情况，于是见到振寒。中医有一种观点，认为微微出汗是排邪，并且可以排出体内湿气，但大汗丢失阳气，不能蒸腾湿气使之外出，因此排汗不排湿。

通过该条文的学习，我们既要了解振寒形成的原因，也要了解人体阳气在疾病痊愈过程中可能受到的损伤，以及在健康养生中所起到的作用。

白天心烦夜间好

061 下之后，复发汗，昼日烦躁不得眠，夜而安静，不呕，不渴，无表证，脉沉微，身无大热者，干姜附子汤主之。

该条文在医圣仲景的伤寒体系中较为重要，原因在于其揭示了人体的一个重要病理机制，即心肾不交，这也是学习本条文过程中的疑难点。

从整体上看该条文，其疾病特点是无表证，且脉沉微，身无大热，应该使用干姜附子汤治疗。以方测证，并结合疾病特点，我们知道该疾病的病机是少阴阳气受损，阴寒内盛。结合少阴疾病篇提纲，我们知道少阴病的特点是脉微细、但欲寐，然而本条文却描述其症状"昼日烦躁不得眠"，这该如何理解呢？

该条文与060条文的共同点均为"下之后，复发汗"，但前者是表里俱虚，此处却是阳虚阴盛，原因在于人体体质存在差异，本条文所讲的患者平素应该存在少阴阳气不足的情况。中医理论认为，少阴肾系统乃是元阳元阴一体之脏器，故少阴阳虚乃是阴中之阳亏虚，容易形成阳虚阴盛的寒证。阴盛不能有效上济心火，隔心阳于外，心肾不交，心阳浮越，故而昼日烦躁不得眠。夜间外界阴寒亦盛，心脏浮越之火受到遏制，故而安静，不呕、不渴，说明此火非少阳及阳明之火。

条文所讲疾病看似少阴阳虚阴寒之证，但结合昼日烦躁症状，可以知道存在心阳浮越，此时可能会出现面红的表现，但却如条文所讲，患者无大热。临床中，我们见到有些患者感觉手心微微有热，手心有汗出，但却非热汗，这种汗出就是由该条文中所讲的心阳浮越之病机所导致的。

少阴阳虚寒证见到昼日烦躁，原因在于其病机过程中出现了"心肾不交"的病证类型，此种心肾不交所形成的心阳浮越，临床中虽见微热，但却不能使用寒凉药物，否则必成坏病。

感冒后周身疼痛的治疗

> 062 发汗后，身疼痛，脉沉迟者，桂枝加芍药生姜各一两人参三两新加汤主之。

医学知识的积累是一个循序渐进的过程，而理论指导正确、临床实践用心则是一名中医成长的必经之路。本条文所讲的身疼痛，症状看似简单，但却容易在临床中给医者带来困惑。

新冠之后，越来越多的人认识到中医的伟大之处，许多患者以往感冒发热后习惯口服西药或者输液，而现在则更多选择中医治疗。中医治疗感冒发热疾病，经常遇到的一个症状就是身体疼痛，且有些疼痛非常顽固，发汗前身体疼痛容易治疗，但发汗后仍有疼痛，一些医生就没有很好的治疗思路了。

身体疼痛，病位在于筋脉肌肉。感冒初起，身体疼痛的原因是寒邪郁闭于体表，阳气不能正常运行，气血运行不畅而疼痛。本条中所描述的身体疼痛是发汗后出现的身体疼痛，原因在于患者素有阴亏，发汗后营阴亏虚更加明显，筋脉肌肉不荣而痛。所以临证诊疗此种疾病时，患者虽然是外感疾病，但是我们也要注意患者体质及所处疾病阶段之不同，从而正确认识身体疼痛的原因，精准用药。

该条文中的脉沉迟也提示医者患者身体疼痛非寒邪郁闭所导致，而是一种亏虚之证。发汗后脉沉迟，说明患者气阴俱有不足，因此在桂枝汤基础上加重了生姜、芍药的用量，且加用人参补益气血，恢复患者的阴阳平衡功能。

该条文告诉我们人体是复杂的智慧整体，会出现各种各样可能的疾病变化，因此临证时我们不可拘泥于已有的症状群组合，以及固定的方剂组合，而是要敢变通、会变通。中医讲脾主肌肉，临证时患者若无身体疼痛，但出现身体乏力，这也是气阴不足且偏重于气不足的表现，也可使用桂枝新加汤治疗，这就是条文的一种变通。

汗出而喘诊疗方

063 发汗后，不可更行桂枝汤，汗出而喘，无大热者，可与麻黄杏仁甘草石膏汤。

麻黄杏仁甘草石膏汤，简称麻杏石甘汤，是伤寒的经典方剂，也是中医的经典名方，在感冒类疾病，尤其是合并喘证的疾病的治疗中，有着不可替代的地位。

无论是门诊医师还是住院医师，遇到患者气喘都会比较重视，因为气喘可以见于多种疾病当中，如肺脏疾病、心脏疾病、肾脏疾病等，且往往有出现危险情况的可能。本条文提到的气喘发生于外感疾病发汗之后，且伴有汗出，所以排除了外在邪气郁闭肺气、肺气不宣导致的气喘；汗出而喘，说明患者身体存在里热，这种热多数为肺胃之热，故而能够蒸腾津液外出；无大热，指患者没有明显的表证发热，另外也指汗出之时不会形成真正的里热实证，故而不用承气汤干预治疗。综合来看，本条文描述的病机是外有表证、内有里热，且里热已经迫津外出，因此需要使用麻杏石甘汤内外同治，清除里热。

条文中"不可更行桂枝汤"，应当是医者观察到患者虽有汗出的情况，但却兼有里热的喘证，提示病位、病机发生了变化，不是简单的营卫不和，因此指出不可使用桂枝汤来治疗。此时患者表证未完全解除，而里热正在逐渐形成，故治疗时需要外解表、内清热，这是麻杏石甘汤诞生的根本原因。

麻杏石甘汤在新冠肺炎的治疗中发挥了非常重要的作用，作为一名中医，我们需要去发掘该方剂的诊疗优势，以便更好地在临床中运用。

捂着胸口很舒服

064 发汗过多，其人叉手自冒心，心下悸，欲得按者，桂枝甘草汤主之。

生活中，我们会遇到这样一些人，他们在受到惊吓或者在感冒等特殊情况时，会说心里面很难受，需要用双手覆盖在心脏区域，才会感觉舒服、安心。到医院进行各种检查，尤其是心脏彩超和心电图，没有发现异常，西医往往会建议多休息，适当服用一些维生素，懂些中医的会加用一些中成药，除此之外，别无他法。

从中医的角度讲，汗为心之液，阳加于阴而为汗，因此发汗过多，会导致心脏阳气虚损，造成心阳不足。心阳不足的症状就是心悸欲得按，双手老是想捂着心脏，这样才会感觉舒适好受，医圣仲景在条文中形象地将其描述为"叉手自冒心，心下悸，欲得按"。从治疗用药的角度讲，该病的治疗方剂为桂枝甘草汤。

心脏阳气不足，就要温心阳。学习该条文，我们要掌握心脏阳气亏虚时的治疗方法，那就是桂枝温阳，尤其是能够温心阳，结合前面我们讲的人体阳气的四大运行法则，会理解得更加深刻。本条文温心阳的治疗范式为"桂枝 + 甘草"，一方面甘草具有补益作用，另一方面辛甘助阳，相对于单用辛味药物桂枝，"桂枝 + 甘草"更能发挥温补的效应，需要谨记。

本条文不但告诉我们心脏阳气不足时的症状表现，还给我们列出了治疗方剂，尤其是蕴含的辛甘助阳法，需要我们认真体会并灵活使用。

小腹跳动不安

065 发汗后，其人脐下悸者，欲作奔豚，茯苓桂枝甘草大枣汤主之。

相同的发病因素、相同的症状表现、相同的药物治疗，后续却出现不一样的疾病演变模式，这是人体的神奇之处，也是中医诊疗疾病时独特的优势所在。发汗后出现"脐下悸"，是中医对人体疾病认识的又一经典总结。

发汗后汗出过多，人体阳气随液体外泄，会出现阳气不足，尤其是心脏阳气不足的情况；心阳不足，心肾不能有效相交，会使肾水相对过盛，进一步湮灭心阳。心肾不交的状态下出现的症状就是脐下感觉不舒服，犹如小猪乱撞，同时向上翻顶，谓之奔豚。故本条文的病机实质是心阳不足、心肾不交、肾水上泛，其奔豚症状出现的原因乃是肾中气机从下上泛，故见脐下悸动不安。

肾中气机从下上泛是一种较为笼统的说法，确切地讲，乃是心肾不交模式下肾中水湿壅滞，冲脉不能有效运转而出现脐下悸动不安，并进一步沿腹内上冲的情况。

心肾不交奔豚气的治疗，一是温心阳，二是泻肾水，三是适当补脾制水，三法联用，可以有效泻上逆之冲气，于是有了茯苓桂枝甘草大枣汤这个伤寒方剂。仲景的每一个方剂用药都非常精准，切合病机，值得我们不断深入研究。

谈谈腹胀痛

066 发汗后，腹胀满者，厚朴生姜半夏甘草人参汤主之。

随着经济和社会的发展，人们的饮食结构和活动模式也发生了很大变化，胃肠道疾病的发病率逐年升高，而腹部胀满作为胃肠疾病的重要症状，给很多患者带来了非常大的困扰。腹胀治疗，有些可以随手而愈，有些则多方用药不效，我们来看看条文中的腹胀有什么特殊之处。

提到腹部胀满，一般医生想到的治疗方法是健胃消食或理气消胀，经验丰富的医生则知道腹胀分虚实，对于实证可以消食理气，对于虚证则不能。本条文所讲的腹部胀满出现在感冒发汗之后，因此其基本病机是汗出造成的阴津亏虚，或者阳气不足，历代医家多认为是脾津不足、气涩不通。

把中医讲清楚、说明白是医者的重要任务之一，我们要想更加准确地理解条文"腹胀满"的真实病机，就必须了解人体脾胃的运行机制和相互之间的关系。中医认为，脾胃间的气机运行是脾升胃降，即脾能够正常升清，胃才能有效降浊；脾胃之间还有一种深层次的关系，我们可以称之为阴阳调和，即胃中阳气充足，能够正常升腾，这样脾之津液才能有效运化，否则就会导致清浊不分、升降不利而见腹胀或者腹泻。

无论是从脾乏津的角度还是从胃阳不足的角度，都会出现脾胃功能失常而见到腹胀满，因此条文中发汗后腹胀满形成的原因乃是阴津和阳气的匮乏。条文中给出的调和脾胃功能失常的方剂是厚朴生姜半夏甘草人参汤。我们仔细分析此方剂会发现其与半夏泻心汤的功效有类似之处，即升腾胃中阳气、补益脾之津亏，从而恢复脾胃之间的阴阳平衡；不同之处在于此条文有明显腹部胀满，使用了厚朴下气除满。

经常想晃动身体

067 伤寒，若吐若下后，心下逆满，气上冲胸，起则头眩，脉沉紧。发汗则动经，身为振振摇者，茯苓桂枝白术甘草汤主之。

通过前面条文学习，我们可以知道，伤寒外感发汗过多，可能会出现阴津匮乏、阳气亏虚的情况，尤其是心阳不足和胃阳不足，进而出现相应的症状。我们来看看吐下会对身体造成哪些影响。

仲景认为，吐下的治疗药物整体偏于寒凉，会损伤人体的脾阳，导致水湿不能得到有效运化，因此出现寒湿停于中焦，阻滞气机的情况，这是本条文的病机所在。寒湿阻于中焦脾胃，造成的结果是心下逆满、气上冲胸；湿邪上犯，会出现头眩；条文中的脉沉紧，进一步说明本病病机是脾胃阳虚兼有寒饮之邪。

条文的争议之处在于"发汗则动经，身为振振摇者"，有人认为这是发汗后津液匮乏、经脉失养，故而见到"振振摇者"；也有医家认为此症状的病机是阳气匮乏，发汗后加重阳气亏虚，故而见"振振摇者"。两个观点究竟哪个正确呢？我们需要结合临床来判断。

在门诊中我们会遇到阳虚的患者，他们在描述自己的症状时会讲到受寒后感觉头部不适，会不自主轻轻晃动身体，这样感觉舒服一些，因此条文中讲的"振振摇者"指的是阳气虚的情况。本条文中的"振振摇"非阴津亏虚风动的抽搐，而是脾胃阳虚，肌肉失养后出现的一种不适症状，需要通过微微摇动身体，激发阳气，是身体的一种自我救助机制。

本条文对应的治疗方剂是"苓桂术甘汤"，这个方剂是中医名方，主要用于治疗脾胃阳虚、中焦寒湿水饮停滞，非常切合条文中所罗列的疾病症候群。《经方三十六讲》一书将半夏白术天麻汤、苓桂术甘汤列为胃之俞方，与医圣仲景此条文所讲的道理是一致的。

出汗后怕冷是体虚

068 发汗，病不解，反恶寒者，虚故也，芍药甘草附子汤主之。

伤寒条文句句饱含深意，挖掘简短文字所表述的发病机制是解读伤寒条文需要突破的重要关口。本条文解读的难点，就在于通过"反"字推导出患者真正的病机所在。

治疗疾病使用发汗的方法，毫无疑问是太阳表证，这也符合仲景将该条文列于太阳篇的用意。太阳系统的表证，以太阳伤寒和太阳中风为核心，"反恶寒者"一词表明患者发汗前的疾病不是伤寒，而是太阳中风，即营卫不和之证。太阳中风，营卫不和，在发汗后突然出现恶寒，毫无疑问患者本有阳虚，发汗后阳虚更重，故而恶寒。

通过以上分析，我们整体看该条文可以发现，患者的核心病机是营卫不和兼有阳虚，使用发汗的方法之后，患者阳虚更重，因此出现了恶寒的症状。该条文中的恶寒不是太阳伤寒的寒邪过重之恶寒，而是体内阳虚过重之恶寒，了解这一点，对于理解整则条文具有非常重要的意义。

营卫不和兼阳虚是本条文的基本病机，营卫不和以桂枝汤为治疗方剂，但阳虚又决定了不能再行发汗之法，因此要去除桂枝汤中的桂枝、生姜与大枣，易为附子，温虚损之阳气，这就是芍药甘草附子汤之由来。

通过本条文的学习解读，我们会发现学习中医的一个门径，那就是找到疾病的核心病机，这样许多困难就会迎刃而解。

情绪烦躁可温阳

> 069 发汗，若下之，病仍不解，烦躁者，茯苓四逆汤主之。

伤寒条文传承久远，因此难免存在错笔或者人为订正，这就给后世学习者造成了一定的困难。在本条文的学习中存在一个争议和一个难点，我们不妨一看。

"发汗，若下之"是一个争议点，有人认为患者使用了发汗的方法，外感症状消失；也有医家认为是患者患病后使用了发汗法、下法两种方法进行了治疗。此处虽然有争议，但实际上不影响理解本条文，且不影响治疗方法的使用。目前的主流观点是太阳外感，使用了发汗的方法治疗，效果差，使用了下法治疗依然没有效果，反而出现了烦躁的症状。

该条文的难点是烦躁的原因所在，以方测证，从茯苓四逆汤的功效来看，患者的烦躁与阳虚有比较明显的关联。通过前面很多条文及中医常识来看，烦躁最常见的原因是内热，无论是实热还是虚热，但此条文让我们不得不重新审视人体病机与症状（烦躁）之间的对应关系。

历代很多医家认为烦躁症状与少阴系统有较为密切的关系，部分医家则认为少阴系统功能异常，导致心肾不交，进而出现情绪异常，如烦躁。明确心肾不交是导致烦躁的重要原因，我们再看条文就会有较为清晰的认识：患者应用发汗、下法后，出现体内阳虚，水湿之邪不得运化，留滞于体内，湮灭肾阳，导致心肾不交，于是出现条文中所罗列的症状。

阳虚水泛、心肾不交乃该疾病发生的核心病机，故茯苓四逆汤成为精准的治疗方剂。通过此条文我们知道，不但内热会导致烦躁，阳虚后出现心肾不交也会导致烦躁。

感冒发热不退须通便

> 070 发汗后，恶寒者，虚故也。不恶寒，但热者，实也，当和胃气，调胃承气汤。

人体疾病的发生发展与体质偏性有较为密切的关系，因此，不同人群感受相同的病邪会出现不同的症状和内在病机变化。本条文为我们展示了人体体质对疾病病机的影响。

通过前面条文的学习，我们知道发汗后会出现阳虚，其重要的症状之一就是恶寒，但如果患者没有出现恶寒，反而出现热象，甚至高热不退，该如何理解呢？患者若素有阳明内热，本就有乏津液的病机存在，此时感冒使用发汗的方法治疗，会重津液丢失，加重阳明内热，即出现阳明实证。

通过《经方三十六讲》一书，我们知道伤寒六大系统中，阳明系统包括心包与胃，容易出现燥热实证；另外胃与大肠同属于阳明经，所以症状表现多有便秘。治疗阳明实证，需要清热润燥，甚至使用下法解除阳明实热，条文中的"和胃气"就是调和阳明燥热实证，因此使用调胃承气汤治疗。

理解此条文，我们还要把握一点，那就是正确处理阳明胃与大肠的区别，二者同属于阳明经，都会出现燥热实证，区别之处在于阳明大肠为燥热腑实，阳明胃却是燥热津亏。伤寒此条文虽然简短，却告诉我们为何感冒疾病需要使用下法治疗，值得我们深入研读。

口渴在伤寒中的鉴别诊断

071 太阳病，发汗后，大汗出，胃中干，烦躁不得眠，欲得饮水者，少少与饮之，令胃气和则愈。若脉浮，小便不利，微热消渴者，五苓散主之。

医学的核心是治病救人，其前提条件是正确的诊断，只有诊断正确，才能精准用药，进而获得好的疗效。有些人认为西医的诊断标准明确，尤其是鉴别诊断，进一步提高了诊断的准确性，这是中医所不具备的，其实这种认识是错误的，中医在仲景的时代就非常注重鉴别诊断。本条文通过分析消渴兼加症状之不同，让我们认识到了中医鉴别诊断的高明之处。

对于本条文，历代医家的认识有一定差异，但两段法的提出非常符合本条文之真意，即本条文应该分为两段来进行对比，从而鉴别出真正的病机所在。条文前半段，与070条的病机是一致的，患者感冒发热，发汗之后出现了胃中津液亏虚，即条文中所讲的胃中干，并兼有内热烦躁不安的情绪异常，其实质为阳明实热。对于阳明实热，渴欲饮水是一种自救，所以条文中讲胃气和则愈。

口渴，或者消渴，我们习惯上认为是内热乏津所导致，事实并非如此。医圣仲景告诉我们，身体乏津消渴，一方面是内热，另外一方面可能是津液不能内生，不能内生的原因是太阳膀胱腑气化不利。具体来讲，是患者太阳膀胱腑阳气不足，外感之后阳气处于郁遏状态，水湿内停，津液不能得到气化，故而出现消渴之症状。

通过前半段与后半段条文病机对比，我们知道消渴的原因未必是内热，还可能是阳虚不能有效气化津液，但后者往往兼有脉浮、小便不利，这是太阳膀胱腑气化不利的重要症状，也是二者的重要鉴别点。搞清楚了病机所在，我们就知道此处为何要使用五苓散这个方剂了。

通过本条文的学习，我们知道仲景在疾病鉴别方面具有非常高的智慧，往往通过脉症，就能让我们明白真正的病机所在。

098

膀胱疾病会烦渴

> 072 发汗已，脉浮数，烦渴者，五苓散主之。

"纸上得来终觉浅，绝知此事要躬行"。这是我学习本条文的最大感受，原因在于本条文的病机相当复杂，需要在疾病诊疗中不断实践，才能真正理解其真意。

通过 071 条文我们知道，患者膀胱腑气化不利，水湿停聚，进而表现出小便不利和微热消渴的症状，这个是比较容易理解的。但在临床中，疾病是处于不断发展变化之中的，所以病情会出现减轻，也会出现加重。当膀胱腑气化不利进一步发展，会出现什么样的情况呢？从症状学的角度讲，就是该条文所描述的"脉浮数，烦渴"，至于病机如何，则有很大的争议。

大多数医家认为脉浮数的原因是表证未解，兼有热，而烦渴则是因渴而烦，虽然道理上能够讲通，但是对于我们学习太阳膀胱体系，尤其是膀胱腑疾病没有太多的助力。《医宗金鉴》提出了"水热瘀结"的概念，并没有引起太多人的重视，甚至被一部分医家评价为"不知所谓"。中医是伟大的，其中蕴含着众多医家的智慧，对于本条文病机的认识还要从"水热瘀结"入手。

我在临床中遇到过一类病人，他们特别容易上火，舌质暗红明显，舌苔偏腻或者有湿，早期治疗时思路较为单一，使用滋阴清火的药物，适当加用祛湿中药，效果不明显，甚至没有效果，心中甚为奇怪。后来读到医圣仲景此条文才豁然开朗，原来这不是所谓的阴虚有热，而是太阳膀胱腑气化不利，水湿停聚，与郁遏之阳气滞于太阳腑，形成的"水热瘀结"之证，所以之前的治疗方案无效。后再遇到此类病人，我就使用五苓散加减治疗，看似没有滋阴清热，却起到了清除体内瘀热的作用。

临床中，部分泌尿系感染患者出现小便不利，并且出现烦躁不安等情绪异常，原因就在于膀胱腑"水热瘀结"，这在西医是无法明确解释的一种现象。太阳膀胱腑疾病，我们常称之为太阳蓄血证，使用抵当汤或者桃核承气汤治疗，无不说明太阳腑证容易形成一种"瘀"证。综合来看，《医宗金鉴》对于本条文病机的解读，虽然被很多医家诟病，但却是非常恰当的。

通过本条文的学习，我们知道，学习伤寒，理论知识要扎实，同时临证时要多思考，理论与实践相结合，这样才能够真正学好伤寒。

伤寒病中的百步与五十步

> 073 伤寒，汗出而渴者，五苓散主之；不渴者，茯苓甘草汤主之。

整体观念是中医的重要特色之一，因此在临床中，我们会发现某一个方剂可以治疗多系统疾病或者多种疾病，这是中医诊疗疾病的优势，但这种不确定性也对我们准确理解伤寒条文造成了一定的困扰。本条文中的茯苓甘草汤就是如此。

学习本条文，我们首先要明确一点，即本条文是在前一条文，或者说太阳膀胱腑气化不利的基础上的进一步阐述，这样才能从整体上认识条文中所列方剂针对的病机。太阳伤寒疾病，发汗后出现口渴，要使用五苓散治疗，此处一定要有小便不利、脉浮的兼加症状存在，这样才符合五苓散病机。如果患者没有出现口渴，说明目前气化之津液尚能维持机体运转，但这并不表示气化功能正常，只是没有形成"水热瘀结"的病机。

此条文告诉我们，同样的一种病机，存在一百步与五十步的差别。当患者膀胱腑气化不利时，膀胱腑虽有损伤，但尚可使用，我们用药就须有所变化，使用茯苓甘草汤治疗，而不是使用五苓散治疗；而当患者病机达到了"水热瘀结"的地步，则必须使用五苓散治疗。

条文中茯苓甘草汤包括茯苓、桂枝、生姜、甘草四味药物，相对于五苓散来讲，健脾利水的药物少，但温阳发散的药物多，这反映了仲景对病机把握的准确性，以及用药的精准性。另外，部分医家认为在"水热瘀结"没有形成的情况下，茯苓甘草汤有调和营卫、和表利水之作用，值得进一步研究探讨。

疾病病机是一个相对固定的模型，但在模型内部可能存在轻重之不同，兼加症状之不同，故而用药亦有所变化，我认为这是本条文给予我们最大的启示。

渴而饮水腹胀吐

074 中风发热，六七日不解而烦，有表里证，渴欲饮水，水入则吐者，名曰水逆，五苓散主之。

疾病病程有长短，人体体质有强弱，故而病情相同，症状未必相同，甚至有非常明显的不同。

学习本条文，我们需要把握的第一点是患者的根本病机所在。通过患者发热多日未解，心烦及渴欲饮水，我们知道患者的基本病机是外有表邪、内有实热，但具体是哪一种实热，不能确定。伤寒条文在书写的过程中，往往会隐去隶属于该病机的一些症状，尤其是这些症状在前面相关条文中已经讲述，因此可以推断，该条文隐去了"小便不利"的症状，故而该条文的根本病机仍是太阳膀胱腑的"水热瘀结"证。

学习该条文，我们需要掌握的第二点是水逆的原因所在。渴欲饮水，但却水入则吐，说明患者本身虽然有口渴，但却并不缺水，这是膀胱腑气化不利的典型症状。前面的条文讲到，太阳腑水湿停聚，气化不利，津液不能上承，故而出现口渴欲饮水，但患者本身又是水湿内停，故而饮水后加重水饮症状，饮入则吐。通过饮水即吐的症状，我们也可以进一步判断出患者的内热来源于太阳膀胱腑的"水热瘀结"证。关于饮入则吐的病机，很多医家认为是水饮上逆，胃气失和，若是水饮没有上逆，胃气尚和，饮水后则出现胃腹胀满。

通过该伤寒条文的学习，我们对太阳腑的"水热瘀结"证会有更加清晰的认识。

突发性耳聋的治疗

075 未持脉时，病人手叉自冒心，师因教试令咳而不咳者，此必两耳聋无所闻也。所以然者，以重发汗，虚故如此。发汗后，饮水多必喘，以水灌之亦喘。

新冠疫情之前，大家对感冒类疾病并不重视，新冠疫情之后，大家发现原来感冒类疾病也会导致身体出现较为严重的失衡，于是很多人明智地选择中药治疗感冒类疾病。本条文中仲景给我们讲述了感冒类疾病发汗过多出现的较为棘手的疾病类型，如耳聋。

条文一开始，着重描述了患者的两个典型症状，一个是患者用双手捂住胸口部位；另一个是用言语试探患者，令其咳嗽，但患者没有反应，从而得出患者耳聋的结论。前面条文中"手叉自冒心"提示心阳不足、心气虚；"耳聋"责之于肾，患者存在肾气不足，或者说肾阳不足。综合来讲，患者的疾病病机为心肾不足，正如条文所讲，原因在于重发汗，出现了虚证。

心肾阳气不足，必然导致水湿之邪停聚，因此饮水后水气凌心射肺，会导致气喘，而试图用灌洗的方法治疗，会导致寒湿之气侵袭营卫，郁遏水湿之邪气外散，亦会喘。

感冒类疾病的治疗过程中往往伴有发热，因此发汗法是较为常用的治疗方法，但在发汗的治疗过程中会导致阴虚、阳虚的不同疾病结果，进而影响不同脏腑功能的正常运行，如胃系统、心系统、肾系统、膀胱腑等，需要采用针对性的方法进行治疗。本文描述的病机是过度发汗后导致的心肾阳虚，众多医家认为桂枝甘草汤是合适的治疗方法，临床中大家不妨根据患者情况加减使用。

通过本条文的学习，我们知道耳聋，尤其是与感冒发汗相关的突发性耳聋，其基本病机是心肾阳虚，兼有水饮邪气，其治疗不能使用常规的补肾方剂，而是应该心肾同治，这是条文给予我们的非常重要的启示。学习本条文，我们应该进一步认识到感冒后的不慎治疗会对身体造成不同程度的损伤，这一点尤需注意。

心烦失眠、坐卧不安为虚烦

076 发汗后，水药不得入口为逆，若更发汗，必吐下不止。发汗吐下后，虚烦不得眠，若剧者，必反复颠倒，心中懊恼，栀子豉汤主之；若少气者，栀子甘草豉汤主之；若呕者，栀子生姜豉汤主之。

学习伤寒条文，如果没有发散性思维，如果不以脏腑经络为根基，很难正确地进行解读，更不能将其灵活运用在临床当中。历代医家对本条文的解读，给人以前后矛盾之感觉，原因就在于没有有效利用脏腑经络进行定位分析。

以句号作为分界点，本条文可以分为三个部分，第一个部分是讲述发汗后患者出现的症状，如水药不得入口，称为逆证，即前面条文中所讲的水逆，此时如果继续发汗，病情会加重，出现吐下症状。此处的水逆，非是心肾阳虚，乃是胃阳虚所形成的一种逆证，这是我们使用脏腑经络进行的第一个定位。

条文第二部分，罗列发汗吐下之后患者出现的症状，如虚烦不得眠，坐卧不安，心中莫名难受，治疗方剂是栀子豉汤。栀子与淡豆豉皆为苦寒之品，其主要功用是清热除燥，针对的病机是偏于热性。条文至此处，迷惑了很多伤寒大家，因为第一部分明明讲的是一种阳虚之证，为何此处用了栀子豉汤这样偏于寒性的方剂？

要真正解释清楚条文第一部分和第二部分之间的矛盾，我们需要关注两点。第一，条文两个部分中间有一个转折，即"发汗吐下后"，发汗之后胃阳虚，可兼有水逆，于是见到水入则吐，或者下泻，但吐下后，阳虚会得到一定程度的缓解。第二，我们要清楚胃的运行机制，胃中阳气虚，不能有效升腾，陷于胃中，与水饮郁滞而生热，波及与之相通的心包经，见到条文中所讲的虚烦，故而治疗策略转变为清心包经热，使用栀子豉汤。

条文第三部分讲的是栀子豉汤证兼加症状时的治疗方法，如果兼有气虚，则使用栀子甘草豉汤；兼有呕吐者，则使用栀子生姜豉汤。通过这两个兼加方剂，进一步证实了脏腑经络解伤寒的正确性，当心包经热证兼有心胃阳虚，或者兼有阳虚水饮时，可以采用不同的加减法。

胸中闷热如何看？

077 发汗若下之，而烦热胸中窒者，栀子豉汤主之。

此条文是 076 条文的延续，其共同的发病因素是发汗、下之，患者在烦热的基础上，出现了胸中窒的表现，如何理解此点，是本条文的关键所在。

《经方三十六讲》一书中提到了中医的重要理论"五脏穿凿论"，其中指出了胃与心包功能相通、病理相互影响的关系，故"发汗""下"后的胃阳虚可以进一步演变为心包经的郁热。076 条文与本条文的相同病机是心包经的郁热，所以有烦热的表现。手厥阴心包经的走行较为特殊，其典型特点是历络三焦，循胸出胁，布散胸中，因此其热可以弥散胸中。本条文所讲的胸中窒，指的就是心包经的郁热进一步发展，不得外散，从而弥散于胸中，形成的一种窒闷的病理形式。

以脏腑经络解读伤寒条文，我们就可以知道，本条文与076条文对比，二者疾病病机相同，不同之处在于疾病所处的发展阶段稍微有差异，因此二者的治疗方案是一致的，即通过栀子豉汤清解心包经郁热。

回顾本条文，我们会发现仲景对人体疾病的观察已经到了细致入微的阶段，不但确定了发病的经络，而且把经络不同位置的发病症状也进行了整理归纳。通过本条文的学习，我们明白一个道理，那就是学习中医，我们要重视脏腑经络的症状变化，同一经络可能出现的不同症状变化也要注意。

胸口热痛谁之过？

> 078 伤寒五六日，大下之后，身热不去，心中结痛者，未欲解也，栀子豉汤主之。

感冒发热类疾病看似容易治疗，但其实治疗过程中会碰到各种各样的变化，需要我们及时调整用药方案，所以其中难免出现治疗失误或者用药不当的情况。本条文与前面076、077条文有一定的延续性，告诉了我们栀子豉汤证的另外一种疾病变化模式。

临床中，遇到感冒发热类疾病，使用发汗药物是第一选择，但很多医生也会根据自己的辨证，使用清热泻下的药物，试图祛除身体的热象。本条文就描述了患者的情况，伤寒多日，应该已经使用了发汗药物，效果不佳，接着使用了较为寒凉的清热泻下药物，患者不但身热症状没有缓解，反而出现了"心中结痛"，此时我们该如何思考患者的真实病机所在？

解读此条文的难点在于正确理解"心中结痛"一词，而且还要明白"身热"与"心中结痛"之间的关系。中医大家成无己认为：患者身热去，心胸空者，是疾病欲解的标志；患者身热去，心中结痛，属于结胸证；患者身热不去，心中结痛，属于虚烦。结合本条文可知，患者大下之后损伤胃阳及胸中阳气，使心包经郁热进一步发展，从心包经蔓延至胸中，进一步至胸膈，形成了热结胸膈的局面。

热结胸膈形成的病理基础是心包经循胸出胁，与胸膈关系密切，这也说明经络走行在疾病发生过程中占据重要的位置。因其基本病机或者发病核心仍然是热郁心包经，因此解除心包经郁热仍是其基本治疗方法，故可以使用栀子豉汤治疗。

从本条文的解读，我们可以看出，只要我们按照中医基础理论，以脏腑经络为根基，就能脚踏实地，有效理解伤寒条文。

胃病性失眠

079 伤寒下后，心烦腹满，卧起不安者，栀子厚朴汤主之。

人之周身上下、内外，无所不至者，经络也，其中心包经是较为独特的存在。解读伤寒此条文，我们需要对心包经有较为正确的认识。

心包经是人体较为智能的一条经络，与大脑及其神经系统有非常密切的关系，所以传统医学体系又把心包经称为"灵慧魄"和"非毒魄"，可见其智能性。本条文描述了患者伤寒下后，出现了"心烦腹满"与"卧起不安"两个症状，其中心烦与卧起不安两个症状我们会比较熟悉，因为在前面条文中已经提到，这是心包经郁热的典型症状；腹满症状，多数指胃肠系统而言，如何理解本句，是解读该条文的关键点之一。

整体思辨、以方测证是学习伤寒条文时需要使用的重要方法，从栀子厚朴汤的组成来看，栀子清心包经之热；厚朴、枳实理气宽中导滞，这两味药物主要针对胃肠，尤其是胃。《经方三十六讲》一书中提出"胃与心包相通"，结合心包经络走行历络三焦（中焦脾胃），可以判断出本病的基本病机是心包经郁热波及胃体系，造成了胃与心包的联合病变，故而出现"心烦腹满"的症状。

栀子厚朴汤，乃是栀子豉汤去豆豉，加厚朴、枳实而成，方剂中不用豆豉的原因在于其疾病病机已经发生了变化，在心包与胃联合病变的情况下，已经不需要再使用豆豉宣透内热，而是应该理气导滞。医圣仲景在伤寒条文中，非常注重病机变化，所以方剂也要随之发生相应变化，这也是我们在学习伤寒时需要注意的一点。

解读此条文，我们要善于把握脏腑之间出现联合病变的疾病类型，就如此条文中心包与胃的联合病变，其中胃的胀满与心包的卧起不安，充分体现了"胃不和则卧不安"之真意。利用脏腑经络解读伤寒条文，可以避免我们片面地理解伤寒条文之真实病机。

寒热并用疗烦热

> 080 伤寒，医以丸药大下之，身热不去，微烦者，栀子干姜汤主之。

伤寒条文往往于细微之处见主旨，这体现了医圣仲景高超的医疗技术，学习本条文，我们就需要注意患者症状的细微变化之处，以正确理解条文之真意。

我们首先来看栀子干姜汤的药物组合，其包括栀子、干姜两味药物，一寒一温，这种寒温组合，让部分医者出现了迷惑。中医大家在解读此条文时，多数认为其病机是"上热下寒"或者"上热中寒"，并认为在"身热不去，微烦"的基础上，患者会存在下利腹泻的情况，这样才符合条文中寒热并用的药物组合。此处有争议，是医圣仲景省去了"下利腹泻"的症状，还是条文另有深意呢？

从条文"身热不去"及"微烦"的症状来看，患者仍然存在心包经郁热的情况，所以方剂中用到了药物栀子清热。患者处于"微烦"的阶段，与烦渴、卧起不安的程度有很大的差异，说明患者虽然心包经有热，但并不严重，此时与心包经相关的胃是什么样的状态？这一点非常重要。

前面我们讲到，在栀子豉汤证病机的形成过程中，胃的病理变化是胃阳不足，陷于水饮之中，形成郁热，所以胃阳不足是栀子豉汤证的重要病机之一。此条文心包经郁热并不重，说明病机中胃阳不足占据一定的权重，因此使用干姜温胃阳成为治疗的另外一个侧重点。总体来看，该条文所描述的疾病类型仍然属于栀子豉汤证的一种变化，是心包与胃的联合病变，不同之处在于患者胃阳不足的症状稍微突出。我们在治疗胃病的过程中会发现，很多方剂都是寒温组合，这与该条文所表现出来的仲景智慧高度一致。

历代医家在解读该条文的过程中，以"上热中寒"立论，这是正确的，而用脏腑经络解伤寒，则让这种正确更加明晰，从而方便临床使用。

栀子竟然可以治疗便秘

081 凡用栀子汤，病人旧微溏者，不可与服之。

本条文是对"栀子豉汤"系列方剂使用时注意事项的一个总结，其要点是平素有大便溏者不可使用或要谨慎使用栀子。

阅读本条文，我们要从中悟出三点：

其一是栀子的功效问题。通过本条文我们可以知道，栀子之寒凉会加重便溏的症状，甚至出现严重腹泻，部分伤寒医家认为原因在于栀子"泄脾胃而滑大肠"。临床中使用栀子豉汤系列方剂时，要注意保护脾胃，必要时加用温性药物，如栀子与干姜同用，寒热并用以减轻副作用。反向思考，临床中遇到脾胃实热所导致的大便困难问题，则需要用栀子，这是一种恰到好处的治疗方法。

其二是微溏的病机所在。临床中，我们会遇到一些患者讲平时大便不成形，甚至微微溏泄，医生往往认为这是脾胃虚寒，并针对性使用健脾胃的方法，但有时候效果并不理想。临床治疗胃病患者时，我经常用到半夏泻心汤，治疗过程中发现患者胃病减轻的同时，原有的大便微溏也随之好转，这是为何？结合此条文所讲栀子泻脾胃，以及此条文处于栀子豉汤的系列条文之中，我们会发现，原来大便微溏的重要病机在于胃之功能异常。半夏泻心汤寒热并用，与栀子干姜汤有异曲同工之妙，但却没有栀子的导泻作用，这是其能够治疗大便微溏的原因所在。

其三是健康养生的指导意义。本条文告诉我们，大便微溏是身体失调的一种表现，未必一定表现出来寒证，可能患者会出现身体上部偏热，即上热中寒或者上热下寒的情况，此时有些人喜欢使用一些清火的药物泡水，其中就包括栀子，这是非常错误的。

通过伤寒太阳篇"栀子豉汤"系列条文的学习，我们对栀子豉汤的加减用法有了非常全面和深入的认识，临床中认真观察患者病情变化，就能灵活使用。

心慌头晕站不稳

082 太阳病发汗，汗出不解，其人仍发热，心下悸，头眩，身瞤动，振振欲擗地者，真武汤主之。

真武汤条文，在伤寒体系中占据非常重要的地位，原因在于其开辟了外感疾病的另一种变化形式，以及特殊的治疗方法。对于此条文的正确解读，也会让我们对伤寒病机的认识更向前一步。

对于本条文的理解，历代医家的认识有相同之处，也有本质性的差异和争论。相同之处在于，伤寒医家认为其基本病机是肾阳虚，在这个过程中阳虚不能制水，必然出现水泛的情况；不同之处在于"心下悸，头眩，身𰯲动"这些症状是阳虚所导致还是水湿问题所导致的。因此，阳虚水泛虽然是一个综合性的病证，但其内部却有主次轻重之别。

笔者比较赞同伤寒大家成无己的认识，"心下悸，头眩，身𰯲动，振振欲擗地"，这些症状与阳虚有关，而非水饮所导致。其中，里虚出现心悸，上虚出现头晕，经虚出现身体𰯲动、振振欲擗地，病机变化中水泛会加重阳虚，但并不能成为疾病的主导因素。前面条文所讲汗出亡阳的病理机制，以及使用真武汤治疗本病的临床实际，进一步验证了成无己的正确认知。

本条文所列病证的治疗方剂，医圣仲景给出的是真武汤，其中有两点需要注意。第一、全方以温阳为主要治疗思路，同时有利水祛湿的药物，符合中医"通阳不在温，而在利小便"的说法；第二，真武汤中有芍药，说明患者身𰯲动、振振欲擗地者，在阳虚的同时，可能存在阴津匮乏，这符合发汗会损伤阳气，也可能伤阴津的实际情况。

对于伤寒条文，我们每一次的解读和认识，都要站在前人的肩膀上，也要有自己独立的判断。

咽干不可发汗

083 咽喉干燥者，不可发汗。

治疗疾病最为重要的一点是切中病机，不可犯虚虚实实的错误，然而在临床实际中，我们有时候会对疾病虚实出现错误的判断，从而导致用药错误，不可不慎。在本条文中，医圣仲景告诉我们一个基本的用药原则，即咽喉干燥者，不可发汗。

本条文意思表达清晰，即在临床中患者有咽喉干燥的情况时，不可随意使用发汗的药物进行治疗，这符合伤寒诊疗思想中的"桂枝下咽，阳盛则毙"的诊疗思维。学习伤寒本条文，我们的侧重点在于了解咽喉干燥与人体三阴经的关系，从而在临床中掌握其治疗方法及注意事项。

中医认为，咽喉部位与三阴经有较为密切的关系，尤其是咽喉干燥，是三阴经阴津匮乏兼有内热的重要表现形式。伤寒疾病，尤其是前期出现咽喉干燥者，多数不是由外感因素而是由患者素体阴津匮乏所致。因此，临床中患者伤寒发热，兼有咽喉干燥，我们一定要谨慎使用温阳发汗的药物，要先固护阴津，必要时滋阴清解，如使用加减葳蕤汤。

阅读伤寒条文，我们一定要准确理解患者真实病机所在，这样才能正确解读条文，灵活用药，不至于机械死板地理解医圣仲景之意。咽喉干燥，警示我们不得随意使用辛温发汗的药物，但在我们做好滋阴的同时，有时候需要加入少量辛温药物以保持整个方剂的阴阳平衡，因此认为咽喉干燥绝对不能使用热性发汗药物的说法是失之偏颇的。

尿路问题不可随意发汗

084 淋家，不可发汗，发汗必便血。

本条文文字非常简练，但却蕴含了几个重要的知识点，需要我们去认真思考，进而正确运用到临床当中。

目前学习中医，大略存在两种方式，一种是通过中医内科学的病证体系，如我们先知道淋证这个疾病的主要表现形式为小便淋沥涩痛，再记住其几个基本证型，如气淋、血淋、石淋、热淋、膏淋等，从而采用针对性方剂。另一种是通过其他的中医辨证体系来掌握病机及治疗方法，如本条文淋证属于伤寒六经的膀胱体系，尤其是膀胱湿热，至于出现膀胱湿热的原因，则可能有气虚、阴虚、内热、结石等。二者看似一致，其实有本质差异，就如警察破案一样，一个是分析作案动机、作案时间、作案手法，罗列出一些嫌疑人；一个是直接锁定抓住嫌疑人，然后去分析其作案动机。

结合本条文内容，多数伤寒医家认为患者的基本病机是膀胱湿热，而关联病机是肾虚，尤其是肾阴虚所导致的膀胱湿热。在这种情况下，如果使用辛温发汗药物，会进一步加重膀胱系内热，加之发汗耗伤阴阴，会导致内热灼伤脉络而见便血。学习本条文，我们还要认识淋证的疾病特点，那就是没有单纯的虚证，其或者为实证，或者为虚实夹杂，因此用药时需要在膀胱热证的基础上加减用药。

通过本条文的学习，我们要认识到淋证，尤其是女性的慢性尿路感染，与肾虚有一定的关系，这样也可以解释为何中老年女性容易出现尿路感染。因此，在治疗尿路感染时，我们除了要抓住膀胱湿热这个问题，还要在患者病证合适的情况下，加强补肾，提高免疫力。

学习伤寒，解读伤寒条文，我们要牢牢地以伤寒六经为根基，把更多的中医知识融入这个架构之中，这样才能把脏腑疾病与外感疾病逐渐融为一体、融会贯通。

疮疡肿毒为何不可随意发汗？

085 疮家，虽身疼痛，不可发汗，汗出则痉。

每种疾病都有着自己特定的病机或者特点，这是不同疾病的一个鉴别点。在临床诊疗疾病时，我们不仅要认识到患者在"证"层次的相同性，更要认识到患者在"病"层次的本质差异。本条文通过疮家不可随意发汗，从侧面告诉我们疮家的基本发病点。

久患疮疡疾病难以根除的重要原因是气血亏虚，尤其是血虚，因此，对于很多疮疡疾病来说，调补气血是非常重要的一个环节。调补气血，并不是单纯地使用补益药物，因为我们还要认识到疮疡疾病的另外一个特点，那就是湿热肿毒的存在，不注意这一点就会出现误补或者过补，加重疮疡。从整体上来讲，疮疡疾病的基本病机特点就是肿毒加气血亏虚，这既是治疗久患疮疡疾病时的一种基本针对性疗法，也是治疗其他疾病久患疮疡疾病患者出现外感，此时患者有身体疼痛，这表示患者目前有表证的存在，但却不能使用辛温发汗的药物，否则发汗会导致气血亏虚更加严重，且可能出现血毒生风，出现强直性的痉病。因此，患者痉病的出现，不但与气血亏虚有关，更为重要的是疮家内毒化热生风。

解读伤寒，认识疾病，通过外感疾病掌握内伤疾病的治疗方法，这是本书一贯坚持的学习伤寒原则。《经方三十六讲》一书的诊疗架构，则是一个储存我们所获知识的仓库。

头痛失眠的重要原因

086 衄家，不可发汗，汗出必额上陷，脉急紧，直视不能眴，不得眠。

脏腑经络解伤寒，突出优势在于明确疾病的定位，这样就能够精准地理解疾病实质，从单纯寒寒热热的空泛词句中解脱出来，并把伤寒知识有效运用到临床当中。本条文的解读，就充分体现出了脏腑经络解读伤寒的优势所在。

理解该条文的第一步，是正确理解衄家的基本病机变化。前面条文，我们提到太阳外感疾病中，太阳内热郁闭不得外出，会出现衄血，因此需要使用发汗的方法治疗。本条文讲衄家不可发汗，由此可知其衄血的原因不在太阳系统，结合患者平素经常衄血（衄家），故而可以判断出其衄血的原因是阳明素有内热。阳明系统（胃、心包）素有内热是本病患者的一种体质偏性，或者说是隐含的身体异常状态。

解读该条文的第二步，是额上陷脉究竟该如何理解。额上陷脉，伤寒主流医家认为其部位为额部的凹陷处，即太阳穴区域，少数医家认为其为额上部的位置，究竟谁对谁错，结合"陷脉急紧"一词，以及太阳穴与三阳经关系密切可知，太阳穴凹陷区域是较为合适的一种解读。患者本阳明有内热，阴津不足，此时再使用发汗的方法，则阳明阴津更加匮乏，内热更重，故而出现额上陷脉拘急而紧的状态。

正确理解了第一步和第二步，第三步就可以顺利解读，其是阳明津亏内热的症状之一，当然其重要合病条件之一是兼有太阳外感或太阳内热。阳明内热津亏，眼部筋失所养，故而直视不眴，同时出现热盛不得眠的情况。额上陷脉急紧被很多人描述为头痛，从这个角度讲，头痛失眠的重要原因是阳明内热，可以从此角度入手治疗此类型失眠。

伤寒条文，处处蕴含奥秘，而脏腑经络解伤寒，则是一个非常顺手的工具，可以帮助我们逐步进入伤寒的神秘世界。

气血同亏从何治疗？

087 亡血家，不可发汗，发汗则寒栗而振。

很多伤寒条文文字简练，但隐含的内容相对比较重要，与"不可发汗"相关的几则条文就是如此。从本条文，我们看看亡血家不可发汗的内在病机。

气为血之帅，血为气之守，气血之间是一种相互依存的关系，故而经常出血（如衄血、便血、吐血、尿血等）的人往往会出现血亏气不足的情况。在患者血亏气虚的情况下，我们进行发汗治疗，会导致患者气随血脱，加重阳气之不足，故而出现寒栗而振的情况。因此条文中所讲的"寒栗而振"，包括两个病理变化，一个是阳虚，另一个是血亏。

中医认为，心主血、肝藏血、脾主统血，此处亡血的原因并非热病，而是一种心脾虚，不能统摄血液于内，故而经常出血。亡血的病因与心脾关系密切，亡血对心肝的影响也比较大，且患者气随血脱，加重阳虚，尤其对心阳造成进一步的损伤，因此，我们认为，亡血家发汗，对心脏的影响最大，会造成其阳气不足，血阴匮乏，出现怕冷系列症状当中的寒栗，且兼有阴血不足出现抖动、摇动的情况。

通过脏腑经络解伤寒，我们认为亡血家发汗对于心脏尤其是心阳的影响比较大，故而出现相对应的寒栗而振的典型症状。同时，患者气血亏虚，应该考虑心、脾、肝三个脏器的实际情况，综合用药。

小便后疼痛谁之错？

> 088 汗家，重发汗，必恍惚心乱，小便已阴疼，
> 与禹余粮丸。

《伤寒论》中涉及错误发汗后出现身体异常的条文较多，但较难理解的还是本条文，主要原因有三。

首先是患者作为"汗家"，究竟是什么形式的出汗？是气

虚性出汗，还是内热性出汗，或者是营卫不和导致的出汗？从使用禹余粮治疗来看，其甘寒特性，切中的病机是内热性汗出，并考虑这种内热是阳明系统之热。

其次，"小便已阴疼"该如何解释？患者小便前无阴部疼痛，小便后出现阴部疼痛，可见这种疼痛与水液有一定关系，从这个角度讲，患者阴津匮乏是重要原因。阳明经热，耗损人体津液，再加上发汗丢失阴津，故而出现小便后阴部疼痛。

最后，患者恍惚心乱的病机是什么？精神情绪异常，原因众多，但从脏腑经络的角度看，与心包有较为密切的关系。从《经方三十六讲》一书中知道，阳明系统包括心包、胃，心包疾病包括心包脏病与经病，心包脏病多见到阳热兼有便秘，情绪急躁，而心包经病多见津亏神乱。因此，本条文所讲的恍惚心乱，与心包经功能异常有关系。

通过本条文的学习，我们知道面对经常出汗的人群，使用发汗药物时需要高度警惕，防止出现阳明系统的心包经病并发症。同时知道小便后阴部疼痛，情绪恍惚烦乱，与心包经有非常密切的关系。

胃中冷呕吐的原因

089 病人有寒，复发汗，胃中冷，必吐蛔。

本条文作为不恰当使用发汗药物的最后一则条文，简短的文字给了我们一个重要启示，即病人内有脏腑之寒时，不得随意使用发汗的药物。

条文中的病人有寒，并不是外感的寒邪，而是一种内在的脏腑之寒，这种寒邪的来源多数与不良生活习惯有关，如进食生冷食物、长期受寒损伤阳气等。通常来讲，脏腑内有寒邪，我们可以使用辛温类的药物以温散寒邪，但却不能使用麻黄、桂枝这些兼有发汗作用的辛温中药，原因在于它们虽同属温性药物，但却存在作用于经脉不同的重要特点。麻黄、桂枝主要作用于太阳系统，用于治疗外感寒邪；附子、干姜这些药物，则是祛除内寒的代表。

病人内有寒邪，使用发汗药物，会导致气随液脱，使内在阳虚更加严重，寒邪更盛，出现文中所讲的"胃中冷"，但此胃中冷又别有深意，因为其兼有吐蛔症状。通过伤寒厥阴篇我们知道，蛔虫疾病的发生与厥阴肝寒具有较为密切的关系，所以此条文所讲的寒证，应该是肝寒与胃寒。

结合前面条文，我们会发现一个较为普遍的现象，感冒后不恰当地发汗，会导致一些并发症状，而这些症状的出现与患者本身寒热虚实的异常有关，也可以理解为体质异常。《内经》中讲"邪之所凑，其气必虚"，充分说明了人体脏腑功能失衡状态与疾病的一种易感关系。

通过学习该条文，我们明白了使用发汗药物后出现胃中冷，甚至恶心、呕吐的患者，是内有寒邪，且这个寒邪的根源在于厥阴肝系统。

顺逆疗法治疗疾病的重要性

090 本发汗而复下之，此为逆也；若先发汗，治不为逆。本先下之，而反汗之，为逆；若先下之，治不为逆。

本条文是一个对治疗方法，尤其是内外同病时治疗方法的纲领性总结，可以简要概括为治疗疾病需要讲究顺逆。

结合临床及伤寒条文，我们首先要明白表里同病时的一般治疗方法，即先解表、再治里，也就是条文中所讲的当先发汗，此为治疗之正常次序，为顺。若是我们对表证判断出现失误，在表证未解之时就使用下法治里，则会出现疾病的异常传变，出现变证和坏证，此时的治疗方法则为逆。

疾病治疗从来没有固定的方法，因此治疗方法也要随之发生变化，这叫作有常有变。若是患者素有脏腑功能虚损或者异常，如内有脏腑的阳气不足，或者阴亏，此时患者合并有外感疾病，若是先发其汗，则会导致内在疾病加重，疾病不能得到有效治疗，此为逆。试举一例，如患者本有里实证，出现了外感问题，此时一定要先使用下法解决里实，再进行发汗治疗，这样才是一种正确的治疗方法。

有医家总结本条文时讲，治疗方法有顺逆，发病时间有先后，如果把这里的先后理解为外感与里病，或者说达到疾病状态的外感和里病，医者就可以正确判断出是该先使用发汗的方法治疗表证，还是先使用下法治疗里证了。临床中进一步扩展，下法针对的是里证之实证，而里证的治疗方法还有很多，需要灵活运用。

内寒感冒不可随意吃药

> 091 伤寒，医下之，续得下利清谷不止，身疼痛者，急当救里；后身疼痛，清便自调者，急当救表。救里宜四逆汤，救表宜桂枝汤。

医圣仲景的伤寒条文，总是那么贴心及无微不至，前一条文告诉了我们治疗疾病的顺逆方法，本条文就举例告诉我们如何使用顺逆疗法，同时告诉我们其中可能出现的异常情况。

患者出现外感伤寒疾病，此时应该根据情况选用顺逆的治疗方法，此条文所列的情况，本应该先使用发汗疗法，但却误用下法，为逆治，此时患者出现腹泻，其中包括不消化的食物，乃是寒邪伤及脾胃阳气出现的变证。对于此患者外感阶段而言，顺治之法为发汗，逆治之法为泻下。

患者误下之后，出现内有寒邪伤阳、外有表证的情况，此时顺逆治疗方法互换，应该先治疗里证为顺，若是没有认识到这一点，先去解表，则是逆治。所以医圣仲景告诉我们，此时应该先以四逆汤温里，再以桂枝汤解表，用桂枝汤而不用麻黄汤的原因是麻黄发汗太过，会伤及本就脆弱的阳气。

此条文出现了两次身体疼痛，但意义不同，第一次身疼痛是寒邪在内，阳气不足所导致；第二次身疼痛是表寒在外，郁闭阳气所导致，学习者不可不知。条文还通过腹泻与大便调的前后变化，提示我们体内疾病病机的转化，告诉我们治疗用药须随之变化。

此条文还体现了疾病治疗过程中的"治未病"思想，即防止误治出现疾病的恶性变化。《伤寒论》中有句话叫作"一逆尚引日，再逆促命期"，对于本患者而言，第一次逆治导致了寒邪伤阳，尚可救治，如果第二次仍然没有用好顺逆方法，使用发汗法治疗，阳气损伤会更加厉害，会出现阳气暴衰的危险局面。通过该条文，我们应该明白，对于体内阳虚内寒兼有外感的患者，如果内寒严重，不能直接使用发汗解表药物，否则就会造成身体正气的损害，这也是感染新冠之后很多人感觉身体出问题的一个原因。

学习伤寒，我们不但要读懂伤寒条文表面之意，还要透过伤寒条文，理解其背后所蕴含的医学真理。

发热头痛为何用热药？

> 092 病发热头痛，脉反沉，若不差，身体疼痛，当救其里，四逆汤方。

伤寒六经体系，太阳病篇的条文最多，条文内容也较为复杂，原因在于太阳系统作为人体的藩篱屏障，受到外邪侵袭时，除了自身出现疾病变化，还会与其他脏腑出现疾病联动，包括疾病传变等。本条文描述了外感疾病后出现的一种特殊疾病模式，需要我们仔细揣摩其真实病机所在。

外感疾病出现发热头痛是较为常见的现象，为太阳系统的典型症状，但脉沉则提示我们该疾病的复杂性，因为太阳系统单纯外感患者多数脉浮。结合条文整体，此处的脉沉是因为内有寒邪，阳气不足，但具体是三阴经谁之问题，需要我们进一步去分析鉴别。

最常见的阴寒感冒类型与少阴寒证有关，典型方剂为麻黄细辛附子汤。临床中遇到内寒性感冒，我们的首选方剂多为麻黄细辛附子汤，但如果使用该方后患者病情未见好转，且有身体疼痛，我们就要考虑治疗方向出现了错误，即该阳虚内寒非来自少阴系统，而是来自太阴系统。从《经方三十六讲》一书中我们知道，太阴系统包括脾与小肠两个脏腑，其中小肠亦属于太阳经，因此其阳气不足时亦会出现身体疼痛。对于太阴寒证，我们常用的方剂为四逆汤，温里祛寒，先治里证，再解外寒。

学习该条文，我们要掌握两点：第一，太阳外感可以与不同脏腑联合发病，如太阳与少阴、太阳与太阴同时发病等，此时我们需要权衡利弊，确定疾病的治疗顺逆；第二，疾病本身也有一定的隐蔽性，故而临床用药需认真观察患者用药后的各种异常反应，及时发现疾病的真正本质，调整用药方案。

伤寒条文处处皆学问，而脏腑经络解伤寒，则是掌握这门学问的一把金钥匙。

头晕的特殊类型——表里俱虚

> 093 太阳病，先下而不愈，因复发汗，以此表里俱虚，其人因致冒，冒家汗出自愈。所以然者，汗出表和故也。里未和，然后复下之。

医生治疗疾病，切忌毫无根据地频繁变换治疗方案，否则可能对患者造成难以估量的伤害。伤寒本条文就告诉我们外感疾病"非黑即白式"的变换治疗方案，会对我们的身体造成的伤害，以及应对的方法。

本条文是对091条文的一种总结提炼，亦是进一步的诊疗发挥。仲景在条文中指出，太阳外感疾病的常规治疗方法，或者说正治法，是发汗疗法，但医者害怕使用麻黄、桂枝类的发汗药物，或者说患者病情相对复杂，误判下使用了寒凉泻下的药物，结果造成疾病不愈，且出现变证或者坏证。病至此时，医生没有去认真分析患者疾病所处的病机状态，而是认为表里同病，治里无效，那就应该治表，于是又使用发汗法，结果造成患者疾病进一步恶化，出现里虚表也虚，表里俱虚。

太阳外感是疾病的起始点，表里俱虚是疾病误治之后的结局，而冒证，即头目昏沉则是表现出来的症状。伤寒医家认为，此条文冒证的出现乃是里虚不足以驱邪外出，寒邪亦虚，怫郁于头部不得外散而形成的。这里需要指出，此处的里虚还是属于气虚、阳虚，至于是哪个脏腑的虚损，临床可以根据患者的症状进一步判断。

对于表里俱虚的人群来讲，如果患者能够有汗出，说明其正气尚存，可以驱邪外出，内外和则愈。若是不能自行驱邪外出，还是需要使用一定的药物扶助正气，驱邪外出，这是一种积极的治疗态度。冒证好转后，若仍有里不和的情况（主要是指里实证），可以使用下法治疗。

医圣仲景的伤寒条文，既有疾病实例，又有高屋建瓴式的总结，我们需要理论联系实践，以真正学习到伤寒之真意。

三个脉象决定中医治疗顺逆

> 094 太阳病未解，脉阴阳俱停，必先振栗汗出而解；但阳脉微者，先汗出而解；但阴脉微者，下之而解。若欲下之，宜调胃承气汤。

通过太阳病治疗顺逆相关条文的学习，我们知道其难点在于如何判断是该先使用发汗法，还是先使用治疗里证之方法。在此条文中，仲景告诉我们如何通过脉诊来进行区分，所以学习此条文的难点就是如何正确理解三种脉象的真实表现。

第一种脉象是"脉阴阳俱停"，关键点在于"停"字。很多伤寒医家认为脉象停止是不可能的，只能是脉象处于相对隐匿的状态，不能被正常触摸，故而以停字表达。还有伤寒医家认为停字是脉象相同之意，即寸脉、关脉、尺脉的浮沉迟数等大致相同，阴阳平和。单从"停"字讲，其有调和的意思，如调停，结合条文整体意思，"脉阴阳俱停"指的是六部脉相对平衡，即阴阳处于和合的状态。在这样阴阳调和的状态下，会出现身体振栗汗出，太阳外感自解的情况。

第二种脉象是"阳脉微"。此处如何理解"微"的含义，非常关键。若是把微字理解为脉象弱，即阳虚的情况，此时使用发汗的方法进行治疗，是不恰当的，所以有医家认为"微"字的真实含义是滞塞不通。汪苓友先生认为当人体寒气滞塞于经，表气不得表达时，脉象会出现一种微弱的表现，即阳脉微，此时使用发汗的方法祛除寒邪，才是正确的治疗思路。

第三种脉象是"阴脉微"，关键点是阴阳脉如何区分。前面我们解释了"微"字的真实含义，即滞塞不通，当邪气滞塞于腑，就会出现阴脉不通，脉象微弱的表现，所以应当治里。阴阳脉可以认为是寸脉与尺脉，也可以理解为左手脉与右手脉，还可以理解为浮脉和沉脉。笔者结合临床经验和诸多医家认识，认为是左手脉与右手脉之不同，左手为阴脉，右手为阳脉。阴脉微，表明此时内实滞塞于腑，应该使用下法，但因为其脉微，故使用作用相对温和的调胃承气汤，而不是大承气汤。

有些伤寒条文艰涩难懂，但有了后世众多伤寒医家的助力，加之我们使用脏腑经络解伤寒的思路去进行推导，还是能够获得真实的伤寒释义。

健康养生之避风如避箭

095 太阳病，发热汗出者，此为荣弱卫强，故使汗出。欲救邪风者，宜桂枝汤。

伤寒条文编排有一定的规律和次序，很多医家习惯称本条文为伤寒外感疾病，尤其是发汗类疾病的一个收尾性条文，故而重新罗列出了桂枝汤的治疗要点。

学习此条文需要掌握的第一点是"荣弱卫强"（即营弱卫强），此与"阳浮而阴弱"具有相同的意义，提示人体营卫不和。需要重点解释的是"卫强"，卫强并不是指卫气的功能强盛，而是指卫气功能受到风邪等影响，处于僵硬瘫痪的状态，防卫能力下降。强则出现营卫不和，营阴外泄，故表现为营弱。营弱卫强是一种营卫不和的病理状态，其核心是卫强，其综合表现是营弱卫强，汗出。

学习此条文需要掌握的第二点是祛除外感风邪的方法，即使用桂枝汤。这里有一个小的知识点，那就是"救风"，其如我们经常讲的"救火"一样，并不是营救火，而是要扑灭大火，因此救风就是祛除风邪。桂枝汤是祛除体表风邪的不二法门，是临床中需要我们牢牢谨记的关键点。

学习此条文，我们还可以收获健康养生的重要知识，那就是日常生活中要防止风邪的侵袭，保持身体处于营卫调和的状态。运动之后，毛孔处于一种开泄的状态，此时就需要注意避风，否则风邪会对身体造成慢性损害，所以古人有"避风如避箭"的说法。

营弱卫强作为中医的重要概念，桂枝汤作为中医的万方之祖，在伤寒学习中非常重要，需要我们认真学习。

沉默寡言吃不下与小柴胡汤

096 伤寒五六日，中风，往来寒热，胸胁苦满，默默不欲饮食，心烦喜呕，或胸中烦而不呕，或渴，或腹中痛，或胁下痞硬，或心下悸、小便不利，或不渴、身有微热，或咳者，小柴胡汤主之。

此条文详细介绍了小柴胡汤的使用要点和使用方法，是伤寒体系中较为全面的小柴胡汤证条文。要想学好此条文，我们需要抓住一个要点、三个启发点。

一个要点，即正确认识小柴胡汤出现在太阳篇的原因。通过前面论述，我们知道小柴胡汤是少阳系统的重要方剂，其能够解决少阳三焦和少阳胆系的双重问题，可以认为小柴胡汤是胆和三焦的共用方剂。此处把小柴胡汤列入太阳系统，原因是此条文小柴胡汤证的形成原因与外感有关，是在太阳伤寒的基础上，患者少阳系统又感受风邪，或者其素有风邪，从而导致本病证的出现，故条文中讲"伤寒五六日，中风"。

条文中的三个启发点，第一个是"默默不欲饮食"给抑郁症治疗提供了诊疗思路。少阳系统包括少阳经和少阳腑，涉及胆与三焦，出现伤寒中风，其中往来寒热、胸胁苦满均是较为常见的症状，也是容易理解的症状，但默默不欲饮食则需要我们分析其形成原因。默默不欲饮食，主要形容患者处于一种较为静默寡言的状态，不兴奋，此症状往往见于抑郁症患者，是其重要症状之一，现代医学研究认为抑郁症与胆有一定关系，这与本条文有相通之处。抑郁症治疗是世界性难题，临床中我们可以仔细分析患者病证，从胆、三焦论治，从小柴胡汤入手治疗，以进一步积累相关经验。

条文中的第二个启发点是治疗疾病可以"经腑同治"，提高诊疗效果。在《经方三十六讲》一书中，笔者总结前人经验，形成了疾病治疗的三分法，即脏腑疾病的治疗方法、经络疾病的治疗方法和俞部疾病的治疗方法，而小柴胡汤则给我们展示了脏腑、经络疾病同治的一种思路。伤寒医家在分析小柴胡汤时认为，其核心药物柴胡与黄芩，柴胡清少阳经之热，同时疏解少阳气机，而黄芩泻少阳腑之热，二者联合，能够很好地达到"经腑同治"的目的。临床中，我们可以以此为切入点，多总结类似的治疗方法，以提高临床诊疗效果。

条文中的第三个启发点是要认识到少阳疾病的复杂性和或然性。前面我们讲到，少阳胆与少阳三焦在功能上相互影响，故而会形成各种症状的变化，如出现条文中所讲的"或渴，或腹中痛"等。其中"心烦喜呕，或胸中烦而不呕"，前者是胆胃同病，后者是胆热及心，故而治疗上去半夏、人参，加瓜蒌；或渴是少阳热伤津液，故而去半夏，加重人参用量，加栝楼根；或腹中痛，提示肝胆之气横逆犯脾胃，故而去黄芩，加芍药；或胁下痞硬，提示气机郁滞于胁下，故而去大枣，加牡蛎以散结；或心下悸、小便不利，提示三焦功能受到影响，出现水液停滞，故而去黄芩，加茯苓；或不渴，身有微热，提示表证未解，去人参，加桂枝解表；或咳者，提示饮邪犯肺，故而去人参、生姜、大枣，加五味子、干姜。

该条文作为太阳系统较为特殊的重要存在，有很多知识点需要我们掌握，必须多思考多理解，才能正确运用于临床。

邪气入体有原因

> 097 血弱气尽，腠理开，邪气因入，与正气相搏，结于胁下。正邪分争，往来寒热，休作有时，默默不欲饮食。脏腑相连，其痛必下，邪高痛下，故使呕也，小柴胡汤主之。服柴胡汤已，渴者，属阳明，以法治之。

伤寒条文是较难理解的，所以后世医家才会有各种各样的争论，对伤寒条文提出各自不同的见解。在《伤寒论》中，仲景对部分条文做出了一定程度的解读，以帮助读者更好地理解其意，本条文就是仲景少有的自我解读条文之一。

针对 096 条文，仲景首先指出了其发病的过程，即邪气是如何进入人体，以及进入人体之后出现了什么样的病理变化。"邪之所凑，其气必虚"，这是一种哲学思维在临床中的一种具体体现。当人体血弱气尽，即气血出现亏虚时，体表腠理不能得到有效滋养，腠理开，于是邪气乃入，并内侵至少阳系统，滞留于胁下，这是其发病的根源。这里面需要注意一点，少阳三焦通行元气和津液，是气血的枢纽，可以把内在津液输布至体表，也可以把体表精气纳入体内，所以在气血不足的情况下，外在邪气可以进入少阳系统。

外在邪气内侵，郁滞少阳，导致少阳三焦之经气不能有效外达，外有寒邪，内有相火郁热，于是患者表现出寒的一面；正邪交争过程中，少阳经气突破郁滞，畅达于体表，于是内热外散，表出现热的一面。所以寒热往来的根源是少阳三焦经郁滞与否，其表现出休作有时的特点，默默不欲饮食与这种气机不能畅达有重要关系。

脏腑相连，体现的是少阳与胃肠之间的一种关系，邪气虽在少阳，但却会影响胃肠系统之功能，出现腹痛、呕吐的情况，故曰"邪高痛下，故使呕也"。仲景更进一步提出，使用小柴胡汤解除了少阳郁滞，患者仍有口渴，说明此时疾病传入了阳明系统，要按照阳明系统的思路用药。

仲景此条文不但告诉我们外邪入体的一种重要形式，还让我们明白营卫不和与少阳系统气血亏虚有一定关系。读伤寒条文，就好像在与仲景隔着千年时空对话，我们则要在这种对话当中，好好聆听医圣的教诲。

柴胡汤不是万能方

098 得病六七日，脉迟浮弱，恶风寒、手足温，医二三下之，不能食而胁下满痛，面目及身黄，颈项强，小便难者，与柴胡汤，后必下重。本渴，饮水而呕者，柴胡不中与也，食谷得哕。

条文中的柴胡汤指的是小柴胡汤。提到小柴胡汤，很多人都非常熟悉，它甚至被部分医家奉为中医圣方之一，广泛应用于临床各科、各类疾病的治疗，部分医家因善用小柴胡汤，甚至博得了"柴胡先生"的美名。在各种美誉的加持下，小柴胡汤在临床中被部分医理不精的医家滥用，对患者身体造成了不同程度的伤害，其实仲景在千年之前就意识到了这个问题，并加以说明及告诫。

在中国古代，没有先进的仪器设备来进行疾病的辅助诊疗，医者只能通过望、闻、问、切来获取患者的各种资料，并加以分析，获得正确的治疗结论。在这个过程中，受限于患者语言表达能力、医生的思维判断能力，可能出现认知错误。本条文中罗列出了患者的三个重要症状，即"不能食、胁下满痛、面目及身黄"，这些症状与少阳病症状基本一致，故容易被误认为是少阳病而选用小柴胡汤治疗，这就是一种误治。

条文中指出使用小柴胡汤误治的原因有二。第一是忽视了患者疾病的发病过程，患者发病前期，除了恶风寒、手足温与脉浮弱外，还有脉迟的情况存在，说明患者是表邪未解，内有太阴虚寒的情况。在这种内有虚寒的情况下，医者判断错误，使用了下法治疗，进一步伤及脾胃阳气，不能温化水饮邪气，且不能驱邪外出，于是出现了脾虚寒湿的病理变化。第二是忽视了"颈项强，小便难"这样的兼加症状，颈项强可见于太阳系统，也可由湿邪郁滞经络所致，所以中医有"诸痉项强，皆属于湿"的说法；其小便难，也提示水湿不化、阳气不足的病机。

非小柴胡汤证的脾胃虚寒兼湿郁，使用小柴胡汤治疗，进一步加重了病机，故而出现下部身重，并发生渴不能喝水、饥不能吃饭，否则就会出现吐和哕的情况。

人体由脏腑经络所组成，内部蕴含着各种各样的气血运行关系，因此会出现千奇百怪的症状组合形式，作为医者，时刻保持一颗清醒的头脑进行分析总结，使用正确的方剂进行治疗，非常重要。

复杂疾病少阳治疗

> 099 伤寒四五日，身热恶风，颈项强，胁下满，手足温而渴者，小柴胡汤主之。

医圣仲景非常注重临床实践，给后人留下了丰富的疾病诊疗方法，其中还包括特殊疾病状态下的诊疗突破点。本条文告诉我们三阳合病时该如何用药治疗，其治疗关键点在于何处，需要我们认真学习。

前面提到了人体表里同病时的治疗方法，即根据患者具体情况之不同，选择先治疗表病，或者先治疗里病，从而有序促进疾病的康复。而当更复杂的疾病状态出现，如三阳同病，或者说表、里、中同病时，医圣仲景给予我们的答案是先从少阳系统论治，使用小柴胡汤，这就是中医鼎鼎有名的"三阳合病，治从少阳"理论。

条文中提到了三类不同的症状，其中"身热恶风，颈项强"属于太阳系统，"胁下满"属于少阳系统，"手足温而渴"属于阳明系统。三阳合病，病邪从表由少阳系统逐渐入里，此时表证不重、里证尚轻，只需解决少阳系统问题，疾病的传变链条就会被切断，三阳之病好转。

本条文与098条文相对比，二者的相同点是均存在"胁下满，手足温"症状及表证；不同之处在于，098条文患者本有太阳虚寒问题，同时医生误用了下法，导致疾病出现了脾胃阳虚、水饮停聚的病理变化，不能使用小柴胡汤。本条文太阳病、少阳病与阳明病，三者发病同处于一个明确的疾病链条中，故而适合用小柴胡汤。

通过本条文的学习，我们知道症状组合在伤寒体系学习中非常重要，而了解症状背后的真实病机，更是重中之重。

复杂腹痛的治疗

> 100 伤寒，阳脉涩，阴脉弦，法当腹中急痛，先与小建中汤，不差者，小柴胡汤主之。

医圣仲景的伤寒条文，凡是涉及脉象变化的，我们都需要认真领悟其蕴含的精髓，从而在临床中更加准确地运用其治疗方法。通过本条文的学习，我们要掌握一种复杂疾病的序贯治疗法。

学习本条文，我们首先要明确一点，即条文中使用小建中汤治疗，是正确的方法还是一种误治法？有些医家认为是疾病误治，所以疾病没有得到好转，故而更换为小柴胡汤；有些医家认为这是复杂疾病的一种序贯治疗方法，即先使用小建中汤补虚，再使用小柴胡汤疏理少阳气机。结合患者脉象的复杂性，提示患者并非只存在一种病机，其治疗应该是一种复合治疗，故第二种说法是正确的。

学习本条文，我们还要了解两种脉象，以及这两种脉象组合在一起的真实意义。条文中阳脉涩，提示的是脾虚气血不足，是一种虚寒之象，乃是小建中汤所适用的病机；阴脉弦，提示肝胆气机的一种郁滞，可以使用小柴胡汤舒畅气机；"阳脉涩＋阴脉弦"组合，提示肝胆气机横逆侵犯了处于气血亏虚状态的脾脏，治疗上需要先补虚，再疏理气机。条文中的腹中急痛，则是两种病机组合下出现的一种典型症状，而使用小建中汤疾病未得到康复，也说明胆气横逆的病机未解除，故而需要序贯使用小柴胡汤。

若三阳合病是一种病机贯通了三个系统，那该条文则是一个症状蕴含了两种病机。古往今来，无数医家孜孜不倦地去学习伤寒、注解伤寒，或许正是因为医圣仲景对疾病细致入微的观察，以及对疾病治疗方法娓娓道来的神来之笔。

柴胡汤"但见一证便是"误人无数

> 101 伤寒中风，有柴胡证，但见一证便是，不必悉具。凡柴胡汤病证而下之，若柴胡证不罢者，复与柴胡汤，必蒸蒸而振，却复发热汗出而解。

本条文告诉我们小柴胡汤的使用方法，其中"但见一证便是，不必悉具"，误导部分伤寒研究者及学习者很多年，造成了小柴胡汤的严重滥用，这也是本文需要重点讲述的内容。

在一些中医讲座或者会议当中，有部分专家讲到小柴胡汤的使用，认为小柴胡汤证有很多症状，我们只要是见到其中一种症状，不管西医如何诊断，都可以直接使用小柴胡汤。这种对小柴胡汤使用方法的理解存在了很多年，也非常受部分学习者的欢迎，因为其为疾病诊疗提供了一个简单的方法，或者说傻瓜式的方法。伤寒医家中，很早就有人意识到了这个问题，因此对该条文做出了更加详细缜密的解读，以此来纠正滥用小柴胡汤的错误情况。

要正确理解该条文，我们首先要看到"但见一证便是"有两个前提条件，即"伤寒中风"与"有柴胡证"。伤寒中风并不是空泛的语言形式，而是言有所指，指患者感受外邪，其中有风邪侵袭了人体；有柴胡证，说明风邪侵袭人体之后，因为各种原因的存在，进入了少阳经，影响了胆和三焦的功能，因此出现了相应的症状，如前面096条文中所列出的往来寒热、胸胁苦满、默默不欲饮食，还包括各种或然症状，如或渴，或腹中痛，等等。只有满足这两个前提条件，我们才能不拘泥于柴胡汤证之多少，抓住"但见一证便是，不必悉具"这个要点，灵活使用小柴胡汤。

该条文还告诉我们，若是没有准确判断出柴胡汤证，误用了下法，但是柴胡汤证仍然存在，此时依然可以使用小柴胡汤。虽然可以使用小柴胡汤，但因为下法已经对正气有所损伤，所以疾病痊愈的过程中会出现正邪交争，正驱邪出，表出现"蒸蒸而振、发热汗出"的特殊症状。

学习伤寒，解读伤寒条文，若是我们不能真正深入进去研究，人云亦云，很容易步入歧途，掌握错误的治疗方法，这是一种警示！

心慌 + 心烦，原因是中气虚

102 伤寒二三日，心中悸而烦者，小建中汤主之。

伤寒六大类疾病，太阳篇条文最多，原因在于外感邪气是最为常见的一种发病因素，且侵袭人体之后会根据患者脏腑功能的不同状态出现不同的表现形式。从这个基本点看，解读太阳系统条文需要具备的基本素质便是要用整体的眼光去看待内伤和外感疾病，这样才能在治疗时游刃有余。

本条文的关键识别点在于症状描述"心中悸而烦"。历代医家多认为心中悸的原因是心脏阳气不足，心中烦的原因是阴虚有热，两个症状结合起来的原因是阴阳亏虚，医圣仲景则认为其阴阳两虚的核心是人体中气处于一种相对亏虚的状态。另外一个支持点是患者伤寒时日较短，只有两三日，没有出现明显汗出的异常状态，故而没有对阴阳造成相对严重的损害。

临床中，我们会遇到患者出现心中悸动不安或者心中烦的情况，原因会有很多，治疗方法也多变，但如果患者出现心中悸动不安兼有心中烦的情况，就要考虑患者的真实病机是"中气不足"造成人体阴阳二气相对亏虚。部分医家遇到情绪或者情志类疾病，只会使用疏肝的方法进行解决，这是一种非常错误的做法。

小建中汤，顾名思义，作为重新建立人体中气运行体系、改善中气亏虚的主要方剂，作用非常重要和关键，我们要通过小建中汤的使用来真正认识中气不足所形成的一种特殊心理和情绪异常现象。

心下急、心烦的治疗策略

> 103 太阳病，过经十余日，反二三下之，后四五日，柴胡证仍在者，先与小柴胡汤。呕不止，心下急，郁郁微烦者，为未解也，与大柴胡汤下之则愈。

本条文是对柴胡证治疗的进一步分析和完善，一方面告诉我们柴胡证仍在时的治疗方法，另一方面提示我们小柴胡汤治疗无效时的应对策略。

条文开始明确告诉我们太阳病已经出现了十余日，也有人讲是出现"传经少阳系统"十余日，从柴胡证仍在这个角度讲，应该是第二种解释更加准确。本应该使用小柴胡汤进行治疗，结果使用了下法，即条文中所曰"反二三下之"，这是一种逆治，所幸患者体质尚可，柴胡证仍在。从101条文来看，柴胡证仍在，使用小柴胡汤治疗时，患者会蒸蒸而振，汗出而解，但此条文却出现了不同的症状，且疾病没有缓解，因此需要进一步探索其原因所在。

有柴胡证，使用小柴胡汤治疗时未见到应有的效果，且出现了新的症状，这说明此柴胡证并不单纯，而是合并有其他的病机。从患者"呕不止，心下急，郁郁微烦"来看，这是一种实证，结合少阳疾病传变特点看，合并了阳明实证，是胃与横结肠的一种实证，故治疗策略需要随之变化。仲景给出的治疗方剂是大柴胡汤，对比小柴胡汤，其去掉了补益的人参、甘草，加入了大黄、枳实、芍药以通腑泻实，达到了少阳阳明同治的目的。

通过本条文的学习，我们既要掌握小柴胡汤的变通治疗方法，同时临床中遇到"呕吐、心下急痛、微微心烦"，也要知道可能是胃、大肠实证，且有可能由少阳传导而来，应该使用大柴胡汤治疗。

午后发热的分段治疗法

> 104 伤寒十三日不解，胸胁满而呕，日晡所发潮热，已而微利。此本柴胡证，下之以不得利，今反利者，知医以丸药下之，此非其治也。潮热者，实也，先宜服小柴胡汤以解外，后以柴胡加芒硝汤主之。

以脏腑经络解伤寒条文，是本书的重要特点，也是本书的根基所在，原因在于当患者病机类似或者病机有细微差别时，只有具体到脏腑经络的层面，才能更好地进行区分。本条文与 103 条文对比，二者都是少阳与阳明同病，但因为涉及脏腑经络不同，故而治疗方法不同，这彰显了脏腑经络解伤寒的优势。

条文开始介绍了患者疾病的主要症状和时间节点，胸胁满而呕、日晡所发潮热是患者的主要症状，其中胸胁满而呕是少阳系统的主要症状，日晡所发潮热是阳明系统的主要症状。患者伤寒十三日不解，是时间节点，提示疾病时间长，出现了传变的情况。综合来讲，患者疾病所处的状态是少阳和阳明合病，具体情况我们后面分析。

日晡这个时间阶段，乃是下午的 3 点到 5 点，日晡潮热又称阳明潮热，提示该症状的出现与阳明系统关系密切。针对阳明潮热，治疗措施是从阳明论治，若考虑为实证，应该使用下法治疗。所以条文第一句，介绍了患者疾病的基本表现形式，以及使用下法后出现的微利情况，遗憾的是，患者疾病没有得到有效的治疗。

条文第二部分分析了目前的治疗情况，患者柴胡证明显，合并有阳明证，使用下法治疗本不应该出现下利，但现在出现了下利，说明前面使用丸药泻下是错误的，也说明患者并非阳明实证，而是一种阳明内热。此处须重点指出，阳明实证是胃与大肠的一种腑实状况，而阳明热证是胃与心包系统出现的一种内热。

条文最后明确告诉我们患者出现少阳与阳明内热时的治疗方法或策略，即先使用小柴胡汤解除少阳表证，再使用柴胡汤加芒硝清除阳明内热。此处使用柴胡汤加芒硝，而不是加大黄、枳实等导泻药物，结合芒硝具有除胃闭、邪热的功效，也从侧面说明患者阳明内热的病机。

于细微之处见真功，是医圣仲景给予我们的深刻体会，我们解读伤寒条文，就需要仔细去体会医圣仲景之真意。在核心主线正确的情况下，我们可以多参考其他伤寒医家的注解，进一步丰富伤寒条文的内涵与外延，从而帮助我们快速进步。

胡言乱语谁之过？

> 105 伤寒十三日，过经谵语者，以有热也，当
> 以汤下之。若小便利者，大便当硬，而反下利，脉
> 调和者，知医以丸药下之，非其治也。若自下利者，
> 脉当微厥，今反和者，此为内实也，调胃承气汤主
> 之。

对于复杂性疾病，或者容易出现误治的疾病，仲景都会在相对集中的条文中给予各种解释，以帮助我们精准地判断患者的疾病状态，准确用药。本条文既对 104 条文中的一些疑问给出了答案，同时也就可能出现的其他疾病情况给出了相应的治疗方法。

本条文仍然可以分为三个部分，第一部分告诉我们阳明内热证的治疗方法，即以汤药下之，主要指承气汤。判断阳明内热的方法，是条文中指出的伤寒之后十三日，出现了过经传变，患者有谵语的症状出现。通过《经方三十六讲》一书，我们知道阳明系统包括了心包和胃两个脏器，谵语是阳明胃热影响心包所致，故条文中讲"以有热也"。此处，我们需要明确"谵语"的概念。中医讲谵语是胡言乱语，指患者说话没有逻辑性，并非单指意识不清时的胡言乱语，更多是指患者问一些重复的问题，或者重复去确定某一件事情，这种多言没有逻辑性，皆为谵语。

条文第二部分其实是区分阳明实证与阳明热证的方法，即

患者小便利、大便硬，此为阳明实证，可以使用丸药下之；若患者小便利，大便不硬，甚至下利，脉象又无阳明实证的表现，反而较为调和，说明其是阳明热证，而非实证，不能使用丸药下之。这一段话对104条文中的阳明热证做出了详细的解释。

条文第三部分是对第一部分病情的进一步完善或者描述，即患者出现了阳明热证，有了谵语，若此时患者表现为大便自利，需要判断是内虚还是腑实，如果没有脉象微弱、厥冷症状，反而比较调和，或者说符合阳明腑实的情况，则需要清阳明热与治疗腑实同步，使用调胃承气汤。使用调胃承气汤，而不是大、小承气汤，说明患者此时的腑实乃胃实，非大肠腑实，这是需要注意的一点。

尿路感染与烦躁不安

> 106 太阳病不解，热结膀胱，其人如狂，血自下，下者愈。其外不解者，尚未可攻，当先解其外。外解已，但少腹急结者，乃可攻之，宜桃核承气汤。

该条文在伤寒六经体系中较为重要，原因之一是此类疾病容易被误诊为精神问题；原因之二是通过学习该条文，我们可以掌握一种疑难疾病的治疗方法。

学习该条文，我们需要把握的关键点是"其人如狂"究竟该如何理解。历代医家认为，其人如狂是患者烦躁不安但尚未达到发狂的状态。临床中，患者的表现主要是心神不宁，较为严重者会出现烦躁不安，有些患者表现为来回走动，不能静坐或者静卧，容易发脾气。出现其人如狂的原因，条文中讲是太阳病表证不解，内侵膀胱，造成膀胱腑郁热、血热互结，上扰脑窍，故而出现躁动不安。

对于热结膀胱的治疗，医圣仲景在条文中指出，若是仍有发热怕冷这些表证，当先解表，使用桂枝汤；在表证解除后，患者仍有少腹急结不适症状，使用桃核承气汤攻下，痊愈表现为下血。但需要说明的一点是血从何而出，或者说热结于何处。笔者观察到的热结膀胱患者，下血都是从肠道而出，有伤寒医家认为热结于肠道，原因或在于此。

总体来讲，热结膀胱，患者会出现烦躁不安、心神不宁的情绪问题。膀胱与大肠末端均属于下焦，故无论用不用药，当血从肠道出时，均能解除下焦郁热，从而使热结膀胱的病理状态得以解除。本条文充分展示了人体的神秘性，也告诉了我们人体脏腑之间的关联性。

一身多病在此方

107 伤寒八九日，下之，胸满烦惊，小便不利，谵语，一身尽重，不可转侧者，柴胡加龙骨牡蛎汤主之。

本条文虽文字简短，但蕴含的病机复杂，涉及多系统、多脏腑病变，需要认真分析才能获得真意。中医大家尤在泾评价本条文时说"伤寒下后，其邪有并归一处者，如结胸下利诸候是也，有散漫一身者，如此条所云诸证是也"，非常确切。

从宏观角度讲，本条涉及三个较为重要的病机，其一是邪热侵犯少阳经，少阳胆经郁热，且内扰心神，故而出现胸满烦惊的症状；其二是邪热进入胃腑，造成阳明胃热，故而出现谵语；其三是太阳经阳气不能彰，郁遏于内，气机不畅，故而小便不利，身重转侧不利。正是因为这三种病机同时存在，疾病状态散漫一身，才造成了患者症状的复杂性，以及治疗的困难。

面对复杂问题，仲景首先告诉我们疾病形成的经过，如条文开始所讲"伤寒八九日，下之"，即患者伤寒多日，处于疾病的传变期，此时使用下法，伤及正气，造成里虚，邪气内侵，故而形成以上症状。故对本病的治疗，我们一方面要调节脏腑的平衡，另一方面要注意外感表证所处的状态。

柴胡加龙骨牡蛎汤是仲景经过长期实践给出的解决方法，该方剂的组成为"小柴胡汤＋龙骨、牡蛎、铅丹＋大黄＋桂枝、茯苓"。小柴胡汤清疏少阳，龙骨、牡蛎、铅丹重镇安神；大黄清胃热、和胃气；桂枝、茯苓通膀胱阳气，祛湿畅小便。仲景牢牢把握三个病机之间的关系，合理搭配药物，形成了此经典方剂，殊为不易。

此条文给了我们另外一种疾病的诊疗思路，那就是多系统、多脏腑病变的联合治疗。柴胡加龙骨牡蛎汤之所以临床运用如此广泛，原因就在于其可以治疗人体三阳经病变，加减变化后治疗范围更广。

腹满谵语刺期门穴

> 108 伤寒，腹满谵语，寸口脉浮而紧，此肝乘脾也，名曰纵，刺期门。

此条文具有一定的代表性，原因在于其通过穴位刺激来达到治疗或者调理疾病的目的，相较于药物治疗更加廉价和方便。正确理解该条文，可以开阔我们的诊疗思路，对于学习中医帮助很大。要准确理解该条文，我们就必须搞清楚两个问题，一个是"寸口脉浮而紧"的意义，另一个是"肝乘脾"该如何理解。

首先看第一个问题，有些医家认为寸口脉浮而紧说明太阳表证存在，有些医家则认为寸口脉浮而紧为"弦"，代表肝脉邪气盛。在笔者看来，此处的寸口脉浮而紧代表的是太阳伤寒，风气侵入少阳胆经，出现了疾病传变的情况。笔者的这种解释符合临床实际，同时符合脉学左寸主"心、胆"，与表病相关，因此胆经受风邪后出现脉浮而紧的情况。

明白了"寸口脉浮而紧"的意义是胆经受风邪侵袭，我们就能更加清晰地理解"肝乘脾"。风邪侵袭少阳胆，胆经郁热，肝胆邪气盛，进而克伐脾胃，出现脾虚和胃气实的情况，故而见到腹满与谵语。有医家提出，谵语不但可由阳明热所致，也可以由肝热所致，但从一元论的角度讲，笔者还是倾向于肝胆热导致阳明胃实，故见谵语。

通过以上分析，我们知道本条文所描述的问题仍然是太阳伤寒，外邪侵袭少阳胆，并通过肝胆波及脾胃的问题，故其治疗的焦点集中在调节肝胆、清疏肝胆。期门不仅是肝经穴位，亦是阴维脉穴位，与胆经关系密切，故刺期门可以达到清泻少阳郁热、疏肝的目的，这是针刺治疗的一穴两用。

该条文虽然是以针刺穴位治疗疾病，但是其中的关键还是要真正了解患者病机所在，明白了腹满与谵语的形成原因，这样才能针刺期门而愈。通过本条文学习，我们知道认真学习中医基础知识，使用脏腑经络解伤寒，非常重要。

疏理肝气治口渴

109 伤寒，发热，啬啬恶寒，大渴欲饮水，其腹必满。自汗出，小便利，其病欲解，此肝乘肺也，名曰横，刺期门。

此条文描述的虽然是外感疾病，但其中蕴含着内在脏腑的功能失常，且蕴含了一个解读伤寒的重要原则，让我们试着跟随医圣仲景的脚步，去真正理解该条文。

该条文首先讲了患者疾病的基础状态，即伤寒、发热、啬啬恶寒，告诉我们患者有太阳系统疾病，其中卫表受邪，肺气郁闭，毛孔不得有效开泄，故而见到发热、啬啬恶寒的情况。在基础症状的基础上，出现了"大渴欲饮水，其腹必满"的症状，说明肺气通调水道功能失常，膀胱气化不利，津液不能布散。因此，虽然口渴欲饮水，但其实体内已经水湿停聚，故而兼见腹满。

条文的争议点在于"自汗出，小便利，其病欲解"一句，有人认为此条文是一种"倒装"手法，是刺期门治疗后，患者出现自汗出、小便利，疾病欲解；也有人认为此条文有缺陷，文理不是很通畅。笔者认为，自汗出、小便利是认识患者疾病状态的一种鉴别症状，自汗出则表解，小便利则湿去津复，但此时患者疾病是欲解但没有解，所以肯定还存在一种原因，导致疾病不能康复。

再从整体来看条文，患者"大渴欲饮水，其腹必满"，加之疾病欲解不解，说明其中不单单是太阳中风的问题，还存在伤寒邪气侵入少阳，肝胆枢机不利，故肺气气机不能得到有效恢复，疾病不解。条文中把这种情况命名为"肝乘肺"，在这种情况下，通过针刺期门穴，解除少阳问题，整个疾病病机得以恢复，症状消失。

太阳中风的实质究竟是什么？从该条文的"肝乘肺"来讲，肯定是与肺相关，结合《经方三十六讲》的"六经三十六方诊疗体系"来看，其乃肺经的问题。通过该条文，进一步印证了医圣仲景的伤寒六经体系与脏腑经络有着密切的关系，这也是我们真正理解伤寒的关键所在。

我们学伤寒、用伤寒，只有把条文落实在脏腑经络，才能真正掌握病机所在，这或许是本条文给予我们的最大收获。

大便后头痛原因探寻

110 太阳病二日，反躁，凡熨其背，而大汗出，大热入胃；大汗出，火气入胃，胃中水竭，躁烦，必发谵语；十余日振栗自下利者，此为欲解也。故其汗从腰已下不得汗，欲小便不得，反呕，欲失溲，足下恶风。大便硬，小便当数，而反不数及不多，大便已，头卓然而痛，其人足心必热，谷气下流故也。

在伤寒体系中，本条文是篇幅较长的条文之一，初读给人的感觉比较混乱，但深入梳理其脉络之后，发现医圣仲景详细地给我们描述了一种特殊疾病的发病形式。

该条文可以分为三个部分，第一部分介绍了疾病的发病模型，即太阳阳明合病；第二部分和第三部分描述了疾病过程中可能出现的其他变化形式。

条文第一部分中提出了患者发病的时间性，即太阳病二日，此时应该是太阳表证的阶段，但却出现了躁证，说明邪气侵入了阳明系统，其背后蕴含的意思是阳明系统原本有内热。在患者已经出现阳明内热的情况下，医生误用或者患者自行误用"熨其背"的方法，结果导致大汗出、大热入胃，于是阳明内热的情况加重。仲景进一步解释，大汗出伤津液，火热入胃耗津液，胃中水竭，阳明内燥形成，故出现躁烦、谵语。此时治疗的关键是解除阳明胃燥，若疾病经过一定时间的演变，如十余日，患者出现振栗下利，表明胃中津液恢复，阴阳和合，疾病欲解。

太阳阳明合病，阳明胃燥突出，是本条文所列疾病的核心病机，该病机会对人体气机运行造成影响，阻断上下气机运行，形成上热下虚的格局。条文中，患者腰以下不出汗、欲小便不得，表明阳明燥热阻断上下气机运行；上呕，表明胃气机上逆；欲失溲、足下恶风，说明下虚不固。这第二部分，充分说明了太阳阳明合病兼有气机运行失常的一种变化形式。

条文第三部分描述了患者疾病欲解时的另外一种情况。一般来讲，小便利而大便实，当大便硬而小便不多不数时，说明这是一种阳明内热型的大便硬；此时只要大便能够畅通，或者说大便顺利排出，就说明津液得到了一定程度的恢复，即条文中所讲谷气下流；在大便顺利排出、阳明内热得以疏解的过程中，阳明内热突然下降，患者会出现头痛及足心热，这均是疾病好转的表现。

太阳阳明合病，这简短的一句话，作用于人体复杂的脏腑经络系统中，则会出现各种各样复杂的变化，如阳明内热疏解，大便后头痛，医圣仲景在此条文中为我们进行了完美阐述，致敬。

手脚多动也是病

> 111 太阳病中风，以火劫发汗，邪风被火热，血气流溢，失其常度，两阳相熏灼，其身发黄。阳盛则欲衄、阴虚小便难，阴阳两虚，身体则枯竭。但头汗出，齐颈而还，腹满微喘，口干咽烂，或不大便，久则谵语，甚则至哕，手足躁扰，捻衣摸床，小便利者，其人可治。

《伤寒论》是医圣仲景在大量临床诊疗实践的基础上进行高度总结而形成的中医经典著作，除了内容丰富多彩，其条文编排的严密逻辑性，显示出了医圣仲景深厚的文学功底。学习本条文，我们除了要学习疾病病机所在，也要明白"手足躁扰，捻衣摸床"的内在原因为何。

该条文讲述的过程中提到了"两阳相熏灼"，告诉我们其疾病的发病过程中至少是两阳合病，究竟是哪两阳，我们进一步分析。条文开始提出患者伤寒中风，误用了火劫的方法发汗，本有风邪内侵，却遇到火热误治，结果风火相搏，气血运行失常，造成风热内侵少阳，胆汁亦不循常道，外溢肌肤而发黄。故而本条文基本的病机是太阳少阳合病，是少阳风热搏结，形成了一系列的病情变化。

风热在内，一方面是阳热内盛，另一方面是内热伤津，故而容易出现阳热过盛的鼻衄，也会出现阴虚水亏的小便难，还会出现阴阳两虚的身体枯竭。太阳少阳合病，风热搏结于内，具体症状会见到患者头汗出，但主要集中于颈部以上；同时少阳风热还会见到腹满微喘，如中医所讲的"诸胀腹大，皆属于热"；至于口干咽烂，则是内热炽盛的表现。

条文最后提出了一个或然证，即患者如果不大便，时间长了会出现谵语，这说明阳明系统也出现了内热，此时就是三阳合病，内热极重，波及四肢，于是出现手足躁扰、捻衣摸床的异常表现，还有胃热而哕。此处仲景提出了治疗预后，即患者若是小便正常，说明虽然热盛，但是水液没有枯竭，可治。

学习伤寒条文的目的是运用，临床中我们遇到有些病人就诊时双手不停地摸东西、捏东西，其实这就是阳热内盛、热充四肢的一种表现。从伤寒外感疾病的条文中提炼出内科疾病的治疗方法，是阅读本书时的思考重点。

当惊狂遇到失眠

112 伤寒脉浮，医以火迫劫之，亡阳，必惊狂，卧起不安者，桂枝去芍药加蜀漆牡蛎龙骨救逆汤主之。

通过学习伤寒，医者可以学习各脏腑疾病的一些治疗方法，其内容非常全面，而且深入，本条文就给我们介绍了与心脏阳气功能失常相关的一种疾病。

此条文所描述的疾病，我们在临床中时不时会遇到，患者往往讲自己入睡困难，失眠，心中不适，坐着不舒服，躺着也不舒服，严重者半夜要到大街上或者田地里逛一圈才可以缓解。仲景使用简洁扼要的词句对此进行了描述，即"惊狂，卧起不安"。对照条文和患者的描述，我们知道在学习伤寒时，一定要把仲景的语言进行生活化翻译，因为病人文化程度有不同、语言模式有差别，会使用不同语言表达。

仲景告诉我们，患者出现惊狂、卧起不安的原因是亡阳；亡阳的原因是伤寒脉浮的表证，医生使用火劫发汗，导致汗出过多，阳气随之外泄而损，造成心阳亏虚。前文提到，心脏阳气的运行模式是潜藏，心阳亏虚，潜藏失常，虚阳浮越，故而出现虚假的阳气旺，甚至兼有痰湿留滞的情况。

针对心阳虚弱、虚阳外越的情况，仲景推荐了桂枝去芍药加蜀漆牡蛎龙骨救逆汤治疗。方剂中桂枝、甘草可以温心阳；龙骨、牡蛎镇浮越之心阳；蜀漆具有清热涤痰的作用，防止痰扰心神；生姜、大枣既能顾护脾胃之气，亦可配合桂枝解表通阳。方剂中去掉芍药的原因在于芍药与温阳相妨碍。方剂名称中提到了救逆，说明患者的阳气虚兼心阳浮越是一种较为危险的疾病状态，需要及时治疗。

要准确理解该条文，一方面要了解汗为心之液，过度汗出会伤心阳，另外一方面要明白"藏阳"是心脏阳气的运行方式。学习医圣仲景的伤寒条文，一定不能脱离《内经》的中医理论，否则就是空中楼阁。

发热口渴脉浮弱，温病解之

> 113 形作伤寒，其脉不弦紧而弱，弱者必渴，被火必谵语。弱者发热脉浮，解之，当汗出而愈。

医圣仲景是中医发展长河里的英雄人物，其把所观察到的患者病症做了详细的总结，著成《伤寒杂病论》一书，最终成为医圣。我们很难明白医圣仲景伤寒六经的内在逻辑，只能通过伤寒病症的脉络，以最合适的理论来解读伤寒，了解仲景。本部分对条文的解读，就是以脏腑经络解伤寒的一种新的尝试。

对于本条文，有两种不同的理解，一种认为患者是伤寒表证，兼有阴虚，且目前以表证为主，故可以使用汗法解之；另一种认为患者是温病的状态，而且因为是温病早期，故可以使用汗法解之。两种不同的理解方式，决定了治疗措施即以汗解之的方式存在极大的差异。从"形作伤寒"一词来看，仲景认为这种发热非伤寒表证，且结合条文整体论述，其乃温病。

温病与伤寒表证不同，二者虽同有发热，但发热的机制不同。伤寒发热是外邪束表，故而脉多紧；而温病是邪侵三焦，很少见到紧脉。温病状态下多存在津液耗损的问题，故见脉弱，且口渴，此时再使用火热疗法，会导致津伤燥热，见到谵语。条文最后提到患者此时存在发热脉浮的情况，这是温病早期，病在上焦，邪气侵袭卫表所致，此时可以使用汗解。

学习此条文，我们要着重理解"汗出愈"的方法，温病的汗解并不是使用麻黄、桂枝这一类的发汗药物，而是使用银翘散、桑菊饮这一类的凉解发汗法，这是必须知道的一点。

医圣仲景的伤寒条文言简意赅，或许是一种省略，或许是局限于当时的疾病特点，没有观察到过多的温病病例，我们应该站在前辈巨人的肩上，以更广阔的视角去看待和理解。

此条文可认为是对温病的重要描述，尤其是脉弱而渴，给我们认识温病和诊疗温病提供了一种重要思路。

伤寒体系中的温病疗法

> 114 太阳病，以火熏之，不得汗，其人必躁，到经不解，必清血，名为火邪。

准确理解伤寒条文，一方面需要把条文放在伤寒体系这个大环境中，结合前后相关联条文的病机；另一方面还要脱离伤寒体系本身的桎梏，从更加广阔的视角看伤寒条文。对本条文的理解，我们就需要把握这两点，如此才能真正把握其真实病机。

早期的伤寒医家解读该条文，几乎都认为患者是太阳外感兼有阴虚，出现内在实热，迫血下行，故而见到便血。后世和现代的医家几乎都遵循了这个思路，鲜少有人提出异议。其实我们按照文章开端提出的两个思路来看该条文，就会有不同的感受和理解。

条文提出太阳病治疗过程中使用了火熏的方法，但患者没有汗出，且出现了躁烦的情况，这说明患者存在阴津匮乏的情况，但究竟是阴虚还是温病乏津，需要鉴别。我们根据前一条文讲的温病早期的情况和治疗方法，推断此条文应该是对温病的进一步描述；结合医圣仲景所讲"到经不解，必清血"，说明是温热邪气进一步内侵，进入了营血系统，医圣仲景称之为火邪。

从整体来看该条文，条文中的"清血"并不是便血，而应该是清营血系统中的火热之邪，这也符合医圣仲景所讲的"名为火邪"的疾病特点。后世温病学家讲温病可以分为"卫、气、营、血"四个阶段，且温病在卫气阶段不能得到遏制，就会进入营血，此时治疗的侧重点就是清营血中的温热邪气。对比后世温病学家的理论，仲景在此条文中所讲的"到经不解，必清血"，与叶天士"在卫汗之可也，到气才可清气，入营犹可透热转气，入血就恐耗血动血，直须凉血散血"有异曲同工之处。

正确理解该条文，对于理解医圣仲景的学术思想体系非常重要，也弥补了伤寒体系中无温病内容这一重大缺憾！

火上浇油必吐血

115 脉浮热甚，而反灸之，此为实。实以虚治，因火而动，必咽燥吐血。

本条文讲述的是一种误治法，即实热证病人被认为是虚寒证，误用温热疗法之后出现了不良后果，警示医者不可犯虚虚实实之错误。本条文虽然简单，但是我们需要掌握三点内容。

第一，如何判断患者病为虚还是实？条文开始提到了两个核心症状"脉浮，热甚"，患者脉浮，说明患者存在表证的情况，或者说病及太阳系统，但并不能说明患者是虚证；患者脉浮，同时热甚，说明患者为内热实证，脉浮乃是热甚波及太阳系统所导致，即条文 113 所讲的实热兼见脉浮的情况。

第二，"脉浮热甚，而反灸之，此为实"的顺序正确吗？有些医家认为"脉浮＋热甚＝实证"，所以条文顺序颠倒，应该是"脉浮热甚，此为实，而反灸之"，这才是正确的顺序。从尊重经典、还原经典的角度讲，在不影响句子意思的前提下，笔者认为此处的"实"非实证，而是实证没有使用泻法，反而运用灸法温补，犯了"虚虚实实"中的"实实"之戒，故而为实。"实"字在中医体系中，一方面可以代表疾病处于实证状态，另一方面也可以代表一种治疗方法，不可不知。

第三，咽燥吐血的原因为何？本为实证，按照虚证诊疗，造成火热内盛，伤及咽喉，出现咽燥吐血，即条文中所讲"实以虚治，因火而动，必咽燥吐血"。结合前面条文，从温病的角度看，这属于邪热入血动血的表现，需要凉血散血，这是我们需要知道的一个观点，此观点仅供参考。

对伤寒每一条文的解读，我们都要采取一种谨慎的态度，从多角度入手，尽可能得出相对合理的结论。

伤寒体系中的温病鉴别法

116 微数之脉，慎不可灸。因火为邪，则为烦逆，追虚逐实，血散脉中，火气虽微，内攻有力，焦骨伤筋，血难复也。脉浮，宜以汗解，用火灸之，邪无从出，因火而盛，病从腰以下必重而痹，名火逆也。欲自解者，必当先烦，烦乃有汗而解。何以知之？脉浮，故知汗出解。

前面讲到伤寒条文之 113、114、115 条是医圣仲景对温病学说的一种论述和诊疗方法，若是读者还存在疑问，那本条文则是对这种疑问的详细回应。

该条文最核心的病理因素是邪热，若邪热入血中，会造成一系列破坏，形成了温病的一种营血内热的状态，也可能出现邪热独伤下焦，见到腰重腰痛的一种火逆证，即条文所讲"病从腰以下必重而痹"。造成以上两种情况的原因是热证误用灸法，一类是"微数之脉"，即内有热而用灸法；另一类是"脉浮，宜以汗解"，误用火灸法。

"微数之脉"，提示患者内有温热邪气，兼有阴津不足的情况，此时误用灸法，肯定会加重这种火热邪气，出现烦逆；火热邪气进入营血，血液妄行于经脉之中，内热扩散，导致津液不能濡润筋骨，出现"焦骨伤筋"的情况。此种温病状态，热入营血，持续耗损阴津，津液难复，是典型的温病危急状态。

"脉浮，宜以汗解"，可能是太阳病，也可能是温病早期，但从"用火灸之，邪无从出"来看，其应该是太阳表证，邪热不得外出而下行，下焦阴津耗损严重，故见到腰以下重且出现痹痛，这是火逆病，与温病有区别。

医圣仲景对比了温病与太阳表证，二者虽然都误用了灸法，但结局不同。温病误用灸法，血难复，即很难自愈；太阳表证误用灸法，有自愈可能，判断标准是患者脉浮，此时出现心烦汗出，则疾病会自愈。

伤寒条文的内部逻辑性非常强，尤其是本条文，通过对比的方法，让我们既能够认识温病形成的过程，又能够将其与太阳表证区别开来，具有高度智慧性。

气上冲心口的治法

> 117 烧针令其汗，针处被寒，核起而赤者，必发奔豚。气从少腹上冲心者，灸其核上各一壮，与桂枝加桂汤，更加桂二两也。

人体每一种疾病的发生都有其相对固定的路径，而从伤寒条文中探索疾病发生的真实路径，是伤寒研究的重中之重。我们从本条文看看奔豚气的发病类型和治疗方法。

"烧针令其汗"与"针处被寒"，讲的是患者应用了烧针针刺的方法发汗，之后针刺部位受寒的情况，二者看似是一种序贯关系，实际上更重要的是一种内在病机一致的关系。患者应用烧针发汗，汗出过多会导致心阳虚，阳气虚损造成抵御寒邪能力的下降，故而出现针刺部位受寒的情况。此处我们可以得到一个明确的疾病发生路径，即汗出伤心阳，心阳不能抵御寒邪再次受伤，双重因素导致了心阳虚。

"核起而赤者"是非常关键的一点，亦是学习者容易产生疑问的一点，既然心脏阳气虚了，为何"核起"是赤红色的呢？原因在于心脏阳气虚损，容易出现心阳外浮的情况，热浮于外，自然核起而赤。心阳虚加心阳浮越，自然会造成肾中水邪上犯，上冲于心，故条文讲"必发奔豚"。

其实，患者就诊的核心症状乃"核起而赤"与"气从少腹上冲心"，核心病机路径是"心阳虚＋心阳外浮＋肾水上犯"，故其治疗的侧重点是温心阳、暖肾阳。医圣仲景告诉我们，一是外治法，即使用灸法灸核起处，祛除局部寒邪；二是使用中药，即桂枝加桂汤，更加桂二两，其中桂枝加桂汤祛除寒邪，更加肉桂以温心肾阳气，引火归元，平冲降逆。

治疗男科疾病的好方法

118 火逆，下之，因烧针烦躁者，桂枝甘草龙骨牡蛎汤主之。

此条文中的桂枝甘草龙骨牡蛎汤，在临床治疗一些失眠性疾病、情绪异常疾病、自汗、盗汗，以及男性滑精、遗精等疾病，效果非常显著，原因在于该方剂针对的是人体一个非常重要的发病机制。因此，学习本条文的要点就是挖掘出该病机。

本条文虽然文字简短，但却讲述了三种误治法，正是这三种误治法的存在，形成了本条文的疾病病机。首先是误用火灸或者温热疗法，导致火热内侵；其次是使用下法治疗内在火热，伤及内在正气；再次是终于明白了应该使用外解法，结果使用烧针导致汗出伤心阳，加之里虚不固，出现心阳浮越的情况。条文所讲"因烧针烦躁"是点睛之笔，烧针突出了汗出伤心阳，烦躁表明了心阳浮越。

与117条文相比，该条文的病机为"心阳虚＋心阳浮越"，没有出现肾水上犯的情况，故治疗策略也有不同，使用桂枝甘草龙骨牡蛎汤治疗。方剂中使用桂枝、甘草温心阳，用龙骨、牡蛎潜镇安神，恢复人体阳气，敛藏浮越之心阳。

临床中，虚阳浮越、心肾不交是男科疾病的重要病理机制，部分患者虽然兼有肾虚的情况存在，但虚阳浮越仍是其核心病理机制。西学中有些男科专家守一方而疗众病的方法虽然不值得提倡，但其能够认识到桂枝甘草龙骨牡蛎汤在男科疾病治疗过程中的重要作用和卓越疗效，也是难得。

学习伤寒条文，我们最为重要的是通过条文掌握疾病的真正病机，同时探寻外因与病机之间的对应性关系，这样才能真正读懂仲景的用心。

心惊害怕为哪般？

119 太阳伤寒者，加温针必惊也。

《伤寒论》中，越是简短的条文，有时候越是难以有效解读，原因在于简短条文中蕴含的信息量太少，这就给了后世伤寒医家太多自由发挥的空间。解读本条文，我们如果想在众多伤寒医家的认识中树立自己独到的见解，就必须把握解读条文的关键点。

本条文有两个确定性因素：第一，患者的疾病类型为太阳伤寒；第二，患者的最终症状为"惊"。而从"太阳伤寒"到"惊"之间究竟发生了哪些变化，则是伤寒研究者需要思考的问题。众多伤寒医家解读本条文的争议就在于对这个中间环节的变化认识不同。

条文中"太阳伤寒"的典型特点是外在寒邪侵袭太阳体表，太阳系统的阳气被郁闭于内，形成了所谓的邪热；温针作用于人体，会出现两种情况，一种是身体没有汗出，导致了邪热内盛，进一步侵袭身体内部；另一种是身体出汗较多，损伤了阳气，尤其是造成心阳虚损。第一种情况形成了火逆证，第二种情况形成了心阳虚兼心阳浮越证。

惊，主要是指受惊、惊恐或惊狂的情况，多见于心神受到邪热侵袭的情况，部分膀胱腑瘀热患者也会出现类似症状。结合太阳伤寒温针后可能出现的反应，火逆证是较为符合该条文病机的。患者太阳伤寒后使用温针，导致邪热郁闭于体内，进一步内侵心神，故而见到"惊"的病理状态。

伤寒条文，无论长短，都蕴含着深刻的道理，这或许是很多中医大家孜孜不倦研究伤寒经典的原因所在。

胃病为何充满矛盾？

> 120 太阳病，当恶寒发热，今自汗出，反不恶寒发热，关上脉细数者，以医吐之过也。一二日吐之者，腹中饥，口不能食；三四日吐之者，不喜糜粥，欲食冷食，朝食暮吐。以医吐之所致也，此为小逆。

本条文在伤寒体系中也是较为重要的条文，其所讲述的吐法对部分医家来说是一个较为陌生的领域，告诉了我们吐法使用过程中可能出现的副反应。

就太阳伤寒疾病来讲，使用吐法可以诱导患者发汗，而吐法可以通过药物实施，还可以通过物理因素实现。曾经有个患儿家长讲，"我有一个让小孩子快速退热的好方法，我的孩子感冒发热，使用退热药物总是不出汗，我吓唬她说要去打针，孩子一害怕就哭，哭得想呕吐，突然就是一身汗，感冒发热就好了，这个方法屡试不爽"。这个患儿家长所讲的方法就是通过让孩子哭泣（物理方法）诱导呕吐，从而达到发汗目的。

医家总结外感疾病的治疗方法为"汗、吐、下"三法，但也有医家认为"吐法"不是治疗太阳外感的正法，甚至如温针疗法一样，往往起不到好的作用，是为逆治。本条文讲患者外感疾病，本来应该恶寒发热，但却没有，反而是自汗出，兼有关上脉细数，这是妄用吐法所致。中医认为，呕吐会损伤胃之阳气，导致胃阳不足或者外浮，故见到自汗出；同时关脉与脾胃关系密切，故见到关上脉细数。

综上，妄用吐法的结局是胃阳不足，胃中升降失常。具体病机可以分为两个方面：一方面是胃阳不足，消化能力下降；另一方面是升降失常，胃中产生郁热，所以会出现寒热互结、相互矛盾的异常症状。如条文所讲，患者一二日呕吐，会出现饥饿，但却不太想吃饭；呕吐三四日，不想吃温粥，反而想吃凉食，吃过之后过段时间又会呕吐，即朝食暮吐。以上所讲的这些症状，就是错误使用了吐法，或者过用吐法出现的异常反应，为逆治法，但因较容易调理，故为小逆。条文所讲患者朝食暮吐，除了与胃阳虚弱有关，同时还与子午流注理论中傍晚时间段属于阳明相关。

通过对本条文的学习，我们一方面要认识到吐法会伤及人体胃中阳气，另一方面也要认识到胃阳受损后会出现寒热互结的一种矛盾症状。

感冒后怕热的秘密

> 121 太阳病，吐之，但太阳病当恶寒，今反不恶寒，不欲近衣，此为吐之内烦也。

解读伤寒，学习中医，我们要尽量从一元论的角度去认识伤寒，若一元论无法认识到条文病机，则可以考虑使用其他解读方法。学习本条文，我们就需要从一元论的角度来确定患者真实病机所在。

在 120 条文中，医圣仲景告诉我们吐法会伤及人体胃阳，此条文为何又讲吐之后出现了热不欲近衣，以及内烦症状的燥热情况呢？有医家认为吐法不但会损伤胃阳，同时会耗损人体津液，故而出现内燥，这种说法是错误的。医圣仲景通过 120 条文告诉了我们一个道理，吐法伤及人体胃阳之后，造成胃不能有效腐熟水谷，这样胃中水谷会郁滞化热，出现所谓的阳明燥热证，故而见到热不欲近衣的症状和烦躁情绪。

胃腑疾病充满矛盾，这种矛盾表现在寒热互结，而本条文是对这种矛盾病机的进一步深入阐述。

通过本条文的解读及学习，我们要明白前人的经验和认知对于我们的重要性，前人通过大量试错给我们积累了丰富的经验，让我们通过学习其中所蕴含的脏腑机制，少走很多弯路。

身体内热竟然分主客

122 病人脉数，数为热，当消谷引食，而反吐者，此以发汗，令阳气微，膈气虚，脉乃数也。数为客热，不能消谷，以胃中虚冷，故吐也。

本条文在伤寒体系中较为重要，原因在于其解决了中医学体系中一个较为重要的问题，那就是为何能吃却不能消化，也就是我们经常讲到的"胃强脾弱"。

条文一开始提出了前面所讲的疑问，即患者脉数，当是有热，应该是想吃东西，消化能力比较强才对，为何反而出现了消化不良的呕吐症状？仲景从"脉数"来分析原因，认为患者应当是本有胃阳不足，发汗之后令胸中阳气更虚，胸中膈气亦亏虚，导致邪热侵袭胸膈，故而脉数。侵入胸膈之邪热，是外来之热，如客人一样，故被称为客热。

客热来源于何处？这是我们需要进一步探讨的问题。结合前面条文所讲，胃阳不足会导致胃中邪热，会出现胃中有热想吃东西的症状，但这种热又不能消谷，即不能助胃腐熟消化，所以出现了呕吐的症状。来源于胃中的邪热，侵袭空虚的胸膈，导致脉数，因此客热实为胃中邪热。

解读完整则条文，我们知道条文中所讲的"客热"是胃阳不足之后，胃中食物不能被消化，郁而化热所形成的邪热。这种热非胃阳，不能够正常消化食物，即条文所讲"不能消谷"，其侵袭胸膈，故为客热。仲景在条文最后总结道，胃中虚冷是本病的发病基础，而盲目发汗是一种诱发和加重因素。

解读该条文对我们认识消化系统疾病的类型和治疗策略有很大的帮助。在阅读伤寒条文和诸家医案时，或许就会有意想不到的启发。

胸痛腹满的联合病变

123 太阳病，过经十余日，心下温温欲吐，而胸中痛，大便反溏，腹微满，郁郁微烦。先此时自极吐下者，与调胃承气汤。若不尔者，不可与。但欲呕，胸中痛，微溏者，此非柴胡汤证，以呕故知极吐下也。

此条文非常符合病人就诊的实际流程，具有一定的画面感，当我们把自己代入其中，会对此条文有更加深刻的理解。

当一个病人来到诊室，告诉你已经得病十余日了，从最初的感冒（太阳伤寒）到出现胸中痛，同时有点微微想吐，大便有点溏泻，并有腹部微微满、微微心烦的症状。患者症状相对较为复杂，很难快速确定治疗方案，此时需进一步询问患者患病的过程。病人与医生交流到此时，仲景告诉了我们该如何确定治疗方案，如果患者太阳外感后使用了吐法、下法，那么患者的病机就属于调胃承气汤所覆盖的范围；若是没有经过吐法、下法而出现了这些症状，则不能使用调胃承气汤。

解读此条文，我们只有掌握太阳外感误用吐、下之后出现的病机变化，才能真正理解为何会出现这些众多症状的联合。结合本条文，回顾前面条文，患者误用吐法之后，会出现胃阳虚，并出现胃中邪热，且可能侵袭胸膈，故出现胸中痛，并可能出现胃阳虚的呕吐或大便溏。误用下法之后，有形之实消失，但无形之邪热未除，郁于胃经、心包经，会出现腹部微满、心烦的情况。综合来讲，太阳病误用吐下，出现了邪热未除，留滞于胃经，窜入胸膈，形成了相对复杂的病机。

胸腹中焦区域的症状部分属于柴胡证，为了防止医家出现误治的情况，仲景特指出"但欲吐，胸中痛，微溏者，此非柴胡证"，因此我们需要再回头仔细研读柴胡证，把握其实质。

患者出现呕吐，且有吐、下的治疗经过，是把握条文病机的重点。

身体邪热的"高速公路"

> 124 太阳病六七日，表证仍在，脉微而沉，反不结胸，其人发狂者，以热在下焦，少腹当硬满，小便自利者，下血乃愈。所以然者，以太阳随经，瘀热在里故也，抵当汤主之。

前面众多条文中，我们了解到太阳伤寒不愈或者误治之后会出现的各种变化，或者传入阳明经、少阳经，或者窜入胸膈形成客热、结胸等证。本条文介绍了一种太阳伤寒的疾病变化形式，其中含有一些关键性的知识点。

条文一开始，仲景告诉我们太阳外感疾病多日，患者表证仍存在，但脉象则表现为微而沉，说明疾病出现了传变。脉微而沉，多数是外邪与痰饮结于胸中，但患者不是结胸，而是出现了"其人发狂"的情志异常，仲景明确告诉我们说这是热在下焦。热在下焦，是单纯的下焦热吗？

仲景在告诉我们患者热在下焦的同时，又给我们提供了两个非常重要的症状，即少腹硬满、小便自利。小便自利说明患者膀胱排尿顺畅，所以此时的小腹硬满，是瘀血所致，而非膀胱气化不利所致。下焦有热有瘀血，瘀热互结，形成了膀胱蓄血证，此时若是下血，瘀血得以解除，疾病可以获愈。条文还告诉我们，有膀胱蓄血证时，热在下焦，膀胱的气化功能是存在的，故小便自利。

在条文最后，仲景为我们揭示了疾病发生的过程或路径，那就是"太阳随经"，即太阳为经、膀胱为腑，邪热随太阳经进入太阳腑，形成了这种瘀热结于膀胱的蓄血证。膀胱蓄血证，仲景给我们提供的治疗方剂是抵当汤，泻热破瘀，达到疾病痊愈的目的。至于太阳蓄血证出现"其人发狂"的原因，前面条文曾经提到，有医家认为肝、任脉皆与下焦有关，故而下焦瘀热会影响肝脏气机，使之逆乱，出现发狂。

此条文给我们讲述了太阳伤寒的另外一种疾病传变形式，即太阳随经，值得我们牢记。

精神发狂的一脉两证三因素

125 太阳病，身黄，脉沉结，少腹硬，小便不利者，为无血也。小便自利，其人如狂者，血证谛也，抵当汤主之。

此条文是医圣仲景为了让我们更好地理解膀胱腑病所进行的一种膀胱腑疾病的分类鉴别，充分展现了伤寒体系的一种高度严密逻辑性。解读此条文，我们要把握一脉两证三因素。

此条文所讲的两证，医圣仲景认为是太阳病邪热侵入膀胱腑造成的两种不同的疾病类型。其共同症状是少腹硬，不同症状是小便利或不利，后世医家把其分别称为膀胱蓄水证与膀胱蓄血证，前者小便不利，后者小便自利。一脉，指的是膀胱腑的两证有一个共同的脉象，即脉沉结，此脉象的出现与膀胱腑属于下焦，属里且主水液有关。

膀胱腑的两证一脉，涉及三个病理因素，分别为水、热、血。膀胱蓄水证是水与热结，故兼见湿热的症状表现，条文中描述为身黄；膀胱蓄血证是热与血结（血瘀），故见其人如狂，即情志异常。医圣仲景在条文最后再次强调了膀胱蓄血证应该使用抵当汤治疗，并提示少腹硬、小便自利、其人如狂加脉沉结是膀胱瘀血证的表现。

医圣仲景的伤寒条文，越学习越能体会到其精妙之处，如孔子门徒读《论语》，令人爱不释手。

腹满小便利，警惕血瘀

> 126 伤寒有热，少腹满，应小便不利，今反利者，为有血也，当下之，不可余药，宜抵当丸。

病情有轻重，药量有多少，病重不可药轻，病轻不可药重，这是医家在疾病诊疗过程中积累的宝贵经验。本条文，医圣仲景通过血瘀证的治疗，给我们演示了病情轻重与用药多少的经典案例。

从 124、125 条文中，我们学习到了膀胱蓄血证的两个类似症状，一个是少腹硬满，一个是小腹硬，最后都使用了抵当汤治疗。本条文中医圣仲景给出的症状是少腹满，没有出现少腹硬的症状。对比这三个症状，少腹满虽然也是来源于太阳伤寒的邪热内侵，但较前两个症状轻，一般情况下应该是热与水结，症状兼见小便不利。此条文中患者表现为小便利，因此可以判断此处的"少腹满"并非热与水结，而是热与血结的膀胱蓄血证，只不过病势较轻，故只是少腹满。

少腹满，小便利，虽然没有见到少腹硬和精神发狂，但仍然是膀胱蓄血证，属于其轻症阶段，但即使是这样，也不可以使用其他的治疗方法，必须使用抵当方剂治疗。但因为患者为轻症，所以不使用抵当汤，而是使用抵当丸治疗。此处需要重点指出，"不可余药"并不是药渣与药液全部喝完，而是不可使用其他的治疗药物。

仲景在此条文中，不但给我们演绎了疾病轻重的用药法，同时也告诉我们膀胱蓄血证的诊断标准，小腹满 + 小便自利是核心症状，小腹硬与精神发狂是疾病进一步发展出现的症状，突出了疾病发展的连续性。

喝水多会得病吗？

127 太阳病，小便利者，以饮水多，必心下悸；小便少者，必苦里急也。

通过学习伤寒条文，尤其是前面几则条文，我们知道太阳膀胱系统的疾病，除了我们熟知的膀胱经病，还有膀胱腑病、膀胱俞病（膀胱蓄血证），其中小便利或不利，对于膀胱疾病类型的鉴别具有较为重要的意义。但在太阳病的治疗过程中，我们不能仅仅局限于膀胱体系本身来看小便问题，而是应该着眼整体，这样才能对太阳体系疾病治疗有更加深入的认识。

本条文告诉我们，太阳膀胱体系与水液代谢有关，我们通过小便情况，结合患者的其他症状，可以有效判断身体内水液代谢的情况。太阳病，若是患者小便利，但饮水多以后出现心下悸的症状，该如何判断患者内在病机呢？小便利，说明患者膀胱经气化水液的功能是正常的；饮水后心下悸，说明患者存在胃阳不足和心阳不足，故而饮水后停滞于胃内不化，造成胃阳和心阳进一步受损，故而心下悸。此处我们需要注意一点，胃阳不足病人食物腐熟功能受到影响，因此会产生邪热，想多饮水，但饮水后又不能运化。

条文中还指出，太阳病患者若小便少，说明其膀胱经的气化功能失常，此时水液会留滞于膀胱腑，出现膀胱蓄水证，甚至水与热结，造成腹部满胀的里急症状。临床中，我们可以通过小便利与不利，再与其他症状相结合，立足于膀胱体系，着眼于整体，去正确判断患者的真实病机。

通过本条文的学习，我们知道胃阳虚、心阳虚的人不能过多饮水，否则就会造成水邪留滞于胃腑不能运化，心下部位悸动不安。

学习伤寒的一大难点

128 问曰：病有结胸，有脏结，其状何如？答曰：按之痛，寸脉浮，关脉沉，名曰结胸也。

129 何谓脏结？答曰：如结胸状，饮食如故，时时下利，寸脉浮，关脉小细沉紧，名曰脏结。舌上白苔滑，难治。

在整个伤寒体系中，结胸病与脏结病是学习难点，原因在于这两个病处于外感疾病与内伤疾病的交叉领域，且历代医家对发病部位描述含糊，这又给条文理解带来新的困扰。让我们结合临床实际，运用对比分析的方法来正确理解何谓结胸和脏结。

临床中，结胸证相对容易理解，即太阳伤寒之后，因为误治或者体质因素，外感邪热内侵进入胸中，与痰水结于胸膈，影响胸膈，尤其是膈肌功能，从而出现胸膈部位硬满痛的症状，即条文所讲"按之痛"。其病既有外在邪热在胸，又存在内在痰饮在中，故寸脉浮、关脉沉。

脏结证，历代医家均认为是邪结于脏，但究竟是结于何脏何处，未有明确答案。在脏结条文中明确指出了两点：第一点是其症状与结胸相同或者类同，第二点是其亦有寸脉浮、关脉沉的脉象特点。由此我们可以大致得出结论：脏结必然也是有邪热在胸中，且直接影响了膈肌，其与结胸证的不同之处在于该邪热可能来源于外感，也可能是胃中邪热，故会出现"按之痛"。

脏结证患者脉虽沉，却是小细沉紧，说明患者脏有虚证、寒证，且这种虚寒在脾肾。分析到此处，我们大致可以看出脏结的面貌，即患者本有脾肾阳虚，胃阳亦虚，且必然兼有一定程度的胃中邪热；在此基础上，外在邪热或者胃中邪热侵入胸膈，未形成结胸，而是与脏寒搏结于膈胃，谓之脏结。我们熟知痞满是寒热互结于胃中，其典型特点是胃中满而不实，那么脏结则是痞满的扩大版，上热波及胸膈，下寒连接脾肾，这是脏结的真实病机。

脏结的本质是虚证、寒证，邪热夹杂其中，因此治疗也应该寒热并用，且以温热药物为主，有医家提出四逆汤、理中汤为治疗之方剂。但若患者舌上白苔滑，说明阳虚较甚，且有痰饮邪气，此时脏虚较重，使用大剂量温补药物容易助邪热，且邪热容易与痰饮互结，给治疗带来难度。

正确理解结胸、脏结，尤其是脏结，对于理解伤寒、学习中医来说非常重要。本文所讲的脏结病机是笔者的一家之言，发前人之未发，读者可以兼听多家之言，形成自己的判断。

身体肥胖的根本原因与脏结病

> 130 脏结无阳证，不往来寒热，其人反静，舌上苔滑者，不可攻也。

此条文是对脏结病的进一步解读或者分析，能够让我们对脏结病有更加准确的认识，同时能够解开一些与肥胖相关的秘密。

医圣仲景在条文开始给我们假设或罗列了一种情况，即脏结病人就诊时，没有出现阳性症状，如阳明系统的烦热、口渴等症状，也没有出现少阳系统的往来寒热症状，反而是出现其人反静的状态。从文字描述方式来看，医圣仲景认为这并非脏结的正常症状，而是一种较为特殊的现象或者反常的现象。脏结病人出现阳明系统烦热、口渴的阳热症状应该是正常的，另外，脏结期间有可能出现少阳的寒热往来，但这应该不是常见症状。

进一步分析条文，脏结病人未见热证，而是其人反静，且舌上苔滑，说明患者的表现是虚寒之象，即脾肾虚寒较重，且体虚导致邪气内伏不能发，因此本应出现的热证消失。在虚寒较重的状态下，不可使用攻下的药物治疗，而是应该先扶正气、补虚寒。

此处我们需要再次强调，脏结的本质是胃脾肾的阳气亏虚，同时寒热虚实夹杂，而非单纯的虚寒证，此条文所讲的邪热不得发、阳证未见是一种特殊情况。结合条文所讲内容，我们反推脏结的治疗策略，在温补的基础上，其治疗必然有祛邪或者泻下的治疗手段，因此有些医家提出脏结的治疗方案是"理中汤＋枳实"这个思路是非常正确的。

脏结病人，一方面表现出阳明内热进食的欲望，另一方面食物进入人体后无法被有效消化，同时兼有阳虚和身体机能的下降，这些连贯因素会导致肥胖的发生。解读医圣仲景的伤寒条文，我们需要用心揣摩，否则见到"不可攻也"就认为脏结证不可攻，大错特错。

顽固性颈椎病可能是结胸证

131 病发于阳，而反下之，热入因作结胸；病发于阴，而反下之，因作痞也。所以成结胸者，以下之太早故也。结胸者，项亦强，如柔痉状，下之则和，宜大陷胸丸。

结胸、脏结与痞证，三者的发病位置接近，病机上有一定关联，临床中容易出现误诊的情况，因此仲景在讲解结胸与脏结的区别后，又开始论述结胸与痞证的鉴别。本条文还告诉我们一种特殊颈部不适的治疗方法。

本条文有两个重要的词语——"病发于阳"与"病发于阴"，历代医家的认识有非常大的差异。有些医家认为此处的阴阳是指人体的虚实而言，有些医家认为是指人体的表里而言，也有些医家认为是指经络而言。笔者赞同"阴阳为经络"的观点，阳指的是太阳经，阴指的是少阴经，这是人体外感疾病的两种基本形式，一个是桂麻证，一个是柴胡证，这符合中医临床实践。

仲景认为，太阳外感疾病本不应该使用下法的情况却用了下法，即条文后面所讲的下之太早，从而导致邪热内侵胸膈，与痰饮结于胸膈，形成了结胸证，这是结胸证形成的基本过程。发于少阴系统的外感疾病，不是实邪，却误用下法导致脾胃之气受损，气机升降失常，寒热互结于中焦胃腑，形成了痞证。仲景特别指出，结胸证病机形成的原因是下之过早，而痞证形成的原因是妄用下法，这说明疾病"发于阳"与"发于阴"具有截然不同的特点。

此处我们需要注意的一个知识点是患者出现颈部僵硬不适、俯仰不利，类似于"柔痓"，现代医学可能会认为是颈椎病，但这种疾病的真实原因是邪气内侵胸膈，影响胸膈较高位置，从而导致颈部异常。对于合并颈部异常的结胸证，仲景给出的治疗方法是大陷胸丸，该方剂除了大黄、芒硝与甘遂治疗常规结胸证，还加入了葶苈子、杏仁、白蜜，以治疗结胸之邪对上胸膈的影响。

结胸证治疗中的治未病思想

> 132 结胸证，其脉浮大者，不可下，下之则死。
>
> 133 结胸证悉具，烦躁者亦死。

对于一名优秀的医生来说，掌握疾病的治疗时机是必须具备的一种能力，正如一位重症专家所讲，休克绝对不是冰冷的数字，不是一个时间点，而是一条发病的时间线，所以把握时机正确用药，防止休克危急情况的出现，非常重要。我们的老祖宗很早就提出了"治未病"的理念，其中的"既病防变"，就是告诉我们要掌握疾病的治疗时机，防止疾病出现进一步的发展。我们来看看医圣仲景对结胸证提出了哪些"既病防变"的治疗要点。

结胸证，是中医的治疗难点之一，原因在于现有的伤寒解读资料对结胸证病机的描述都没有落实在脏腑经络的层面，所以很难进行有效的逻辑思维。本部分之所以把两则条文放在一起进行解读，原因就在于二者是结胸证病机在寒热两个层面的特殊表现形式。

结胸证的治疗，使用下法是常规的治疗手段，其代表性的脉象是寸脉浮、关脉沉。当结胸证患者出现脉浮大时，表示患者虽然结胸证邪热仍在，但是正气已虚，尤其是胃气胃阳已虚，此时不能耐受寒凉泻下之药的攻伐，故不可下。前面条文中我们提到，结胸证的形成，下之过早是重要原因，此时正气会受到不同程度的损伤，损伤过重者就会出现脉浮大，因此当我们把 132 条文放在结胸证的形成过程中理解，会看得更加明晰。

结胸证的病机是寒热之邪互结于胸膈，其背后的重要病理变化是胃阳虚或正气虚，此时容易合并心阳虚、虚阳浮越，若是浮越之心阳与邪热互相影响，则烦躁更甚。条文 133 所描述的情况是结胸证的一种危急情况，非常容易出现危及生命的病理变化，故曰"烦躁者亦死"。此处我们需要指出一点，结胸证早期出现的烦躁，是正邪交争的结果，而此条文所讲的烦躁，乃是以虚阳浮越为核心病机，二者有截然不同之处。

综合来看，条文 132 与条文 133 具有一定序贯性，条文 132 出现的是正气虚，条文 133 是正气虚的基础上兼有了虚阳浮越。

胃病气喘的由来

> 134 太阳病，脉浮而动数。浮则为风，数则为热；动则为痛，数则为虚。头痛发热，微盗汗出，而反恶寒者，表未解也。医反下之，动数变迟，膈内拒痛；胃中空虚，客气动膈，短气躁烦，心中懊恼；阳气内陷，心下因硬，则为结胸，大陷胸汤主之。若不结胸，但头汗出，余处无汗，剂颈而还，小便不利，身必发黄。

在前面条文中，医圣仲景告诉我们结胸证的形成与太阳病下之太早有关，但具体变化过程如何，很多人难以理解。本条文中，仲景则详细介绍了结胸证形成的过程。

结胸证形成的重要原因是太阳病下之过早，那么此时的太阳病是什么样的状态呢？仲景告诉了我们两个要点。从脉象上来讲，"脉浮而动数"，并且解释说"浮则为风，数则为热；动则为痛，数则为虚"，提示患者外有热、内有虚，这是结胸证形成的内在体质模型；从症状上来讲，条文讲"头痛发热，微盗汗出，而反恶寒者"，其中"微盗汗出"提示外邪已经进入了阳明系统，而"恶寒"反映出表邪未解。综合来看，此时的病理状态是已经存在邪热内侵，但表邪未解，并非单纯的病在太阳，所以医者才会出现误判。

医生错误地使用下法后，此时患者脉象出现"动数变迟"，说明邪热进一步内侵，与水饮结于胸膈，故而见到膈内拒痛。前面我们提到，结胸证是一种寒热虚实夹杂的疾病，其出现的短气烦躁就是由胃中邪气侵袭胸膈所致，并且出现心中懊恼。整个结胸证的病机中，邪热与痰饮结于胸中，兼正气虚，会出现胸中阳气内陷的情况，故条文中讲"心下因硬"。

综上，医圣仲景所讲的结胸证，从狭义的角度来看是邪热与痰饮结于胸膈，从广义的角度讲是以胸膈为中心形成的一种虚实寒热夹杂的疾病复合变化。条文最后，仲景告诉我们并不是太阳病下之过早都会出现结胸证，若是患者头汗出，身体其他部位无汗，且头汗是脖子以上汗出，兼有小便黄，说明患者没有形成结胸证，而是形成了中焦湿热证。

此条文篇幅较长，长期以来医家解读各异，而我们一旦认识到结胸证"寒热虚实错杂"的病机，对条文的理解会瞬间透彻，并快速运用到临床中。本文题目中提到的胃病气喘的诊疗方法就是从"胃中空虚，客气动膈，短气躁烦，心中懊恼"中提炼出来的。

邪热在胸怎么办？

> 135 伤寒六七日，结胸热实，脉沉而紧，心下痛，按之石硬者，大陷胸汤主之。

解读伤寒条文时，笔者反复强调，不要强行在外感疾病和内伤疾病之间人为制造鸿沟，而是应该立足脏腑经络，从病机方面使二者统一起来。医圣仲景在本条文中，通过结胸证的另外一种表现形式，告诉我们病机才是疾病的核心所在，不要纠结于外感和内伤疾病。

太阳外感疾病，过早使用了下法，形成了结胸证，这是前面条文所描述的结胸证形成的重要原因，而其病机则是邪热与痰水互结于胸膈。结胸证之所以是结胸证，病机是核心，原因是一种驱动因素，因此凡是符合此病机的疾病都是结胸证。仲景在此条文中指出，患者太阳外感疾病六七日，没有使用下法，邪热随疾病演变进入胸中，与痰水互结于胸膈，亦是结胸证。此结胸证的形成过程中，没有使用下法，脾胃功能没有受到相对严重的损伤，正气尚在，故其疾病表现以邪实为主，即条文所讲"结胸热实"。

伤寒医家总结了"结胸热实"的三大症，分别是"脉沉而紧""心下痛""按之石硬"。脉沉而紧，体现出邪实在里的情况；心下痛，乃邪热结于胸膈，膈胃相连，故而心下痛；按之石硬的原因是阳气内陷。通过此条文我们也可以知道，阳气内陷与脾胃虚关系不大，而是与邪气结于胸膈，胸中阳气不能有效运行有关。

通过外感疾病，我们把握了结胸证的病机所在，以及其症状形成的机制，那么内伤疾病形成的结胸证，我们也能正确识别。如内伤疾病导致胃肠功能失调，胃中出现邪热，此邪热窜入胸膈，与痰水互结，一样是标准的结胸证。

对比前后结胸证条文，其形成的原因虽然不一致，但其病机是一致的，所以其治疗策略不会发生变化，仍然是用大陷胸汤。此条文也告诉我们，透过现象看本质，是学习伤寒时需要掌握的一种能力。

邪热与痰水同在的危害

136 伤寒十余日，热结在里，复往来寒热者，与大柴胡汤。但结胸，无大热者，此为水结在胸胁也，但头微汗出者，大陷胸汤主之。

人体疾病千千万万，涉及胸腹交界区的疾病最为复杂，原因在于该区域涉及的脏腑经络复杂、疾病虚实寒热易变、症状特征类似难明等。历代医家均认为结胸证是指邪热与痰水互结于胸膈，所以其病理因素包括两点，即邪热与痰水，二者缺一不可。仲景在条文中就明确指出，若是患者伤寒十余日，单纯热结在里，没有与水结，且伴有少阳系统的往来寒热，说明不是结胸证，而是阳明少阳合病，应该使用大柴胡汤治疗。

本条文一开始，仲景讲述了单纯热结在里，不是结胸证，那么水结在里是结胸证吗？仲景告诉我们，若水结在里，没有大热，即没有类似阳明系统的邪热，那么这也不是结胸证，只能说是水结在胸胁。若此时患者有"头微汗出"，说明内有邪热，即水饮与邪热结于胸中，可以判定为结胸证，使用大陷胸汤治疗。

条文学习到现在，我们以"结胸证"为核心，结合前人论述，进行发散思维，大致可以得出如下结论：邪热与痰水结于胸膈，乃是结胸证；单纯邪热在胸膈，乃是栀子豉汤针对的一种病机；单纯痰水结于胸胁，是十枣汤针对的一种病机；若是邪热结于中焦，少阳枢机不利，则是大柴胡汤针对的一种病机；至于太阳之病传变至阳明或者少阳系统，则是另外一种治疗方法。

腹满疼痛是什么病？

> 137 太阳病，重发汗而复下之，不大便五六日，舌上燥而渴，日晡所小有潮热，从心下至少腹硬满而痛，不可近者，大陷胸汤主之。

在疾病诊疗的过程中，最难之处在于如何进行疾病鉴别，从而得出疾病发生的真正内在病机。我们从本条文来看看医圣仲景是如何把结胸证与阳明实证区分开来的。

通过前面条文学习，我们都知道结胸证形成的重要环节是太阳病过早使用下法，使邪热进入胸中，热水互结于胸膈，形成结胸。那么医生连续使用发汗法，患者汗出过多，又会出现什么样的变化呢？仲景告诉我们，过多使用汗法，身体津液丢失过多，会导致阳明燥热，出现"不大便""舌上燥而渴""日晡所小有潮热"的阳明症状。

单独使用下法或者发汗法，会出现不同的病机变化。若是先连续使用发汗法，又使用了下法，患者会出现什么样的情况呢？仲景在条文中告诉我们，患者会出现结胸证和阳明燥热的联合病变，且其病机变化以结胸为主。所以条文中讲"不大便""舌上燥而渴""日晡所小有潮热"，乃是阳明燥热病变；条文中又讲"心下至少腹硬满而痛"，乃是结胸证兼有阳明实证的表现。

本条文告诉我们，结胸证兼有阳明实热，从阳明论治，使用承气汤，无法清除胸膈结证，病不能愈；而从结胸入手，使用大陷胸汤治疗，既可以解除结证，又可以通腑导滞，结胸证与阳明证能同时得到有效治疗。总结来看，本条文的核心是"心下至少腹硬满而痛"，以此来识别患者的真正病机是结胸，故而在条文最后，仲景给出的诊疗方案是大陷胸汤。

通过本条文的学习，我们知道疾病出现复杂情况时，一定要抓核心进行细致辨析，明辨疾病的真实内涵，准确用药。

顽固性胃痛的治疗方法

> 138 小结胸病，正在心下，按之则痛，脉浮滑者，小陷胸汤主之。

临床上，高年资的医生会发现"病有大小，症有轻重，药有增减"的治病规律，本条文即体现了这一规律，同时还告诉了我们一种疑难症状的治疗方法。

前面条文中，医圣仲景给我们介绍了大陷胸汤，此条文描述的则是小陷胸汤。看名字就知道二者之间有较为密切的关系，其中的"大"和"小"该如何理解呢？从症状特点上来看，二者的病位都在胸腹中心，不同之处在于大陷胸汤证的范围较大，小陷胸汤证的范围较小且局限；从病机上来讲，二者均是邪结于膈，但大陷胸汤证是邪热与痰水结于胸膈，而小陷胸汤证是热与痰结于胃膈。

明白了陷胸汤"大小"的区别，我们就能对本条文有较为深入的理解。"正在心下"告诉我们小陷胸汤证的发病部位是胃膈；"按之则痛"说明小陷胸汤证的症状较轻，可能没有自觉疼痛；"脉浮滑"，历代医家认为浮乃热，滑乃痰，浮滑是痰热结于胃膈。总结来看，小陷胸汤是痰热结于胃膈，其症状轻，发病缓，与大陷胸汤证病机虽然有相同之处，但病机特点差异较大。

临床上，一部分胃痛病人出现顽固性的上腹部疼痛，按照胃病治疗，吃了很多药效果不好，最后使用小陷胸汤轻松获愈。西医和对小陷胸汤不熟悉的中医对此种"胃病疼痛"束手无策，原因就在于他们不知道该病的病机所在。

本条文在告诉我们大、小陷胸汤区别的同时，还告诉了我们"特殊胃痛"的治疗方法。

平躺身体不舒服的原因

> 139 太阳病二三日，不能卧，但欲起，心下必结，脉微弱者，此本有寒分也。反下之，若利止，必作结胸；未止者，四日复下之，此作协热利也。

伤寒条文在编排之时非常注重顺序，原因在于前后条文之间具有非常密切的关联性。解读本条文，我们就需要把该条文放在结胸证体系中进行理解，才能从整体上把握条文的内涵。

在前面条文中，我们认识了大陷胸汤证与小陷胸汤证，其中小陷胸汤证的上腹部疼痛容易被误认为是胃痛，但使用胃病药物无效。本条文给我们介绍了一种疾病的特殊状态，可以认为是结胸证的前期病变状态，这样我们就完成了"太阳病－心下结－大小结胸证"的完整诊治链条。对于心下结，仲景在条文中指出，患者太阳病外感两三日，此时应该还存在太阳表邪，但患者又出现了"不能卧，但欲起"的症状，这种症状不是结胸证，而是寒饮结于心下。

中焦寒饮、水饮是结胸证形成的两大病理因素，单独寒饮之邪结于心下，影响胸部气机运行，故见"不能卧，但欲起"。仲景在条文中进一步指出，若是患者体质异常，脉微弱者，说明患者内有寒、里虚，往往会见到下利的症状，这是"本有寒分"所蕴含的意思。

对于寒饮结于心下的特殊状态，医生使用下法治疗，会出现两种情况，一种是外在邪热内陷，与痰水结于胸膈或者胃膈，形成结胸证；另一种是外在邪热未与痰饮相结，而是借下法进入太阳小肠腑，形成挟热之腹泻，谓之协热利。

通过本条文的学习，我们知道不同体质对疾病类型有较为重要的影响，同时也掌握了结胸证前期的一种病理状态，即痰饮结于心下。

寒凉之品可能导致的危害

> 140 太阳病，下之，其脉促，不结胸者，此为欲解也；脉浮者，必结胸；脉紧者，必咽痛；脉弦者，必两胁拘急；脉细数者，头痛未止；脉沉紧者，必欲呕；脉沉滑者，协热利；脉浮滑者，必下血。

在前几节的条文解读中，我们最常见到的是太阳病下之后容易出现结胸证，这只能说明结胸证形成的重要原因是"太阳病下之"，但并不说明"太阳病下之"一定形成结胸证。医圣仲景在此条文中详细告诉了我们太阳病下之后可能出现的各种情况，非常具有临床指导意义及健康养生意义。

本条文涉及多种脉象，故很多伤寒医家认为"凭脉辨证"是本条文的重点，其实本条文的重点是告诉我们太阳病下之后会出现的各种疾病传变和变化。从整体来看本条文，太阳病下之会出现六种变化：第一种是疾病未出现传变和变化；第二种是疾病传入胸膈，形成结胸证；第三种是疾病传入少阴，见到咽痛；第四种是疾病传入少阳，见到两胁拘急；第五种是疾病仍在太阳，兼有津液不足，见到头痛；第六种是疾病传入厥阴，见到呕吐；第七种是疾病传入小肠，形成协热利；第八种是疾病传入阳明系统，伤及肠道而见下血。

太阳病下之，出现八种疾病变化形式，一方面与外感邪气强弱有关，另一方面与患者体质偏性也有关系，这提示我们在疾病诊疗的过程中，一定要关注患者的体质偏性，预知其可能出现的疾病变化形式，提前进行预防。条文中所提到的脉促、脉浮、脉紧、脉弦、脉细数、脉沉紧、脉沉滑、脉浮滑，可以作为一种参考，也可以在临床中不断进行验证，作为认识疾病实质的一种手段。但每一种疾病的出现，都不是单一脉象所能决定的，而是脉、症等的综合表现。

运用在生活中，不仅太阳外感患者服用寒凉泻下之品容易出现疾病传变，导致身体其他脏腑系统出现功能异常，正常人服用寒凉之品也容易出现这几种异常变化。

感冒发热能冷敷吗？

141 病在阳，应以汗解之，反以冷水潠之，若灌之，其热被劫不得去，弥更益烦，肉上粟起，意欲饮水，反不渴者，服文蛤散；若不差者，与五苓散。寒实结胸，无热证者，与三物小陷胸汤，白散亦可服。

医圣仲景的伤寒条文非常贴近我们的生活，能够解答我们日常生活中遇到的健康难题。本条文解决了感冒发热之后冷疗法正确与否的问题。

条文一开始就给我们描述了一种生活化的场景：一个身体壮实的少年出现了太阳外感，即条文所讲的"病在阳"，此时应该通过发汗的方法解决，但少年觉得身上很热，难受得很，于是脑子一转，想到用冲凉来降温的方法，并付诸实践，即条文所讲"反以冷水潠之"。

然后我们继续看冷疗后出现的变化：水湿寒邪流注体表，使太阳邪热郁遏不能外出，所以出现了"弥更益烦"，且寒热激荡下见到"肉上粟起"。此时患者内有郁热，想喝水，但寒饮邪气又郁遏体表，故而见到"意欲饮水，反不渴"的奇怪现象。此时的治疗，一方面要清内热，另一方面要祛水湿邪气，仲景给出的方案是文蛤散，仲景同时告诉我们，若患者使用文蛤散效果不好，说明内热不单纯在太阳经，还被郁遏进入了太阳腑，故使用五苓散治疗。

太阳外感，病在阳，此时使用冷疗法还有没有可能出现其他情况呢？仲景告诉我们，对于内有痰饮的人群来讲，冷水冲洗，寒水如果没有郁遏阳气，而是进入胸中，则寒水与痰饮结于胸膈，形成寒实结胸，即条文所讲"寒实结胸，无热证者"。该条文的争议之处在于寒实结胸的治疗方案，条文中讲"与三物小陷胸汤，白散亦可服"。诸多伤寒医家均认为此处的三物小陷胸汤不是小陷胸汤，而是三物白散（巴豆、桔梗、贝母），区别之处是汤剂与散剂。

此条文所讲的冷疗法指的是使用冷水冲洗，我们在生活中使用冷敷法治疗感冒发热，也属于冷疗法的一种，会对身体造成以上所讲的伤害。伤寒条文具有生活化与专业化的特点，生活化表现在患者得病的过程，专业化表现在医生的诊疗用药，当我们把专业化讲清楚时，伤寒条文就会更加接地气。

感冒加消化不良的危害

> 142 太阳与少阳并病，头项强痛，或眩冒，时如结胸，心下痞硬者，当刺大椎第一间、肺俞、肝俞，慎不可发汗，发汗则谵语，脉弦，五日谵语不止，当刺期门。

中医治疗疾病非常注重治疗策略，尤其是疾病治疗的顺序性，否则就可能出现一种疾病治愈，另外一种疾病隐患已存的情况。本条文就告诉我们太阳与少阳病同时存在时，我们该如何正确治疗。

条文一开始明确告诉我们患者太阳病与少阳病同时存在，所以在症状上可以见到太阳病的"头项强痛"，还可以见到少阳病的"眩冒"，以及"时如结胸，心下痞硬"。太阳病未罢，少阳病已存，当两种疾病同时存在时，千万不能从太阳病入手使用发汗法，否则就会造成津液亏虚，少阳热更盛，波及胃腑，出现谵语。总结要点：当太阳病与少阳病同时存在时，禁止从发汗的思路入手来用药治疗。

太阳与少阳并病，既要同时解决二者的问题，又不能使用发汗治疗，为了规避药物偏性，发挥中医综合诊疗的优势，医圣仲景给出的治疗方法是针刺法。刺大椎第一间、肺俞解表邪，刺肝俞解少阳之热；若是患者误用发汗出现谵语，脉弦，且多日不愈，说明此时少阳热重，刺期门穴清肝胆热，少阳热除则胃热消、谵语止。

少阳疾病表现出来的腹部痞硬不适，往往被认为是消化不良，此时合并太阳外感，治疗需要慎之又慎，讲究顺序，否则就会造成身体意外损害。本条文告诉我们的是一种治疗疾病的思路，而不是一个简单的治疗措施。

消化和情绪问题的重要来源

> 143 妇人中风，发热恶寒，经水适来，得之七八日，热除而脉迟身凉，胸胁下满，如结胸状，谵语者，此为热入血室也，当刺期门，随其实而取之。

疾病虽没有男女之别，但患病之人却有男女之分。因此，我们可以看到，女性在月经期间出现太阳外感问题，会形成独特的疾病特点，即条文中所讲的"热入血室"。

条文一开始讲到妇人月经期间出现太阳外感疾病，经过七八日时间，疾病好转，即条文所讲"热除而脉迟身凉"。但此时患者却出现了胸胁下部位满闷不适，类似于结胸的症状，同时有谵语，此时可以判断出患者的疾病病机为热入血室。热入血室是一种偏于实热的疾病类型，故使用刺期门穴的方法，以泻其实热，使疾病痊愈。

此处需要指出两点：一是"热入血室"该如何理解。血室有多种说法，笔者认为血室与胞宫有关，隶属于三焦系统，属于三焦腑的范畴，容易产生郁热变化。月经期间感冒，血室空虚，被邪热所侵，谓之"热入血室"。二是类似于结胸证的胸胁下满、谵语均属于三焦经的病变症状，其中三焦经之热可以直接影响心包，出现谵语。

生活中，病人往往把胸胁下部位的满胀列为消化系统问题，描述为胃胀、肚子胀，而谵语则会被认为是精神情绪问题。该条文明确告诉我们，上述两组症状的出现是月经期间感冒所致，所以其根源在于月经期间未做好健康防护。从健康养生的角度看，月经期间要注意防止受风受寒，避免出现感冒，这样就能够规避所谓的消化问题和情绪问题。

对比条文142，我们会对太阳病与少阳病治疗有更加深刻的认识。条文142讲的是太阳与少阳并病，治疗要讲究策略和顺序，禁止发汗；本条文讲的是太阳病罢，少阳病起，妇人月经期间出现类似于结胸的症状，乃是热入三焦少阳系统所致，治疗要从三焦入手，通过刺期门穴泻热。

月经失调为何与感冒有关？

144 妇人中风，七八日，续得寒热，发作有时，经水适断者，此为热入血室，其血必结，故使如疟状，发作有时，小柴胡汤主之。

医圣仲景在讲解疾病时，总会把基础病机一致但发病特点不同的病例放在一起，让我们对该类疾病有更加清晰和全面的认识。本条文与条文143虽均为热入血室，但发病特点却不一样。

前面条文中提到，女性在月经期间免疫力下降（血室亏虚），此时容易被外邪所侵，故而月经期间感冒会出现热入血室的情况。本条文告诉我们，太阳中风多日，发热怕冷之类的症状已经好转，但又重新出现，且发作有时，同时伴有月经中止，此时可以判断出是邪热侵袭血室，出现了血瘀血结的情况。

女性月经期间感受外邪，出现热入血室、血结的情况，是造成女性月经失常的原因之一，同时会出现少阳经的寒热发作有时，此时治疗使用小柴胡汤。很多伤寒医家认为，医生需要根据患者的情况做适当变通，患者此时伴有血结，是可以适当加用一些活血化瘀药物的。

医圣仲景通过该条文与条文143，告诉我们同样是热入血室，但可能出现两种变化：一种是出现类似消化异常和情绪异常的少阳热证；另一种是出现血室血结的月经异常和寒热发作有时。

胡言乱语，如见鬼状，谁之错？

> 145 妇人伤寒发热，经水适来，昼日明了，暮则谵语，如见鬼状者，此为热入血室，无犯胃气及上二焦，必自愈。

为了把女性月经期间感冒"热入血室"的问题讲清楚，医圣仲景在本条文中讲述了"热入血室"的另外一种情况。

条文一开始告诉了我们患者患病的基本情况：女性外感发热，正好赶上月经期，即条文所讲"妇人伤寒发热，经水适来"。在这个前提下，进一步观察患者出现的疾病变化。患者出现的症状是比较奇怪的，白天头脑清晰，傍晚则神志异常，出现谵语，如见鬼状，胡言乱语。仲景认为，感冒发热遇到月经适来，出现这种精神情志异常，是"热入血室"的另一种表现形式。

此条文与前面几则条文对比，有一个明显的特点是月经未出现异常，也未出现胸胁下满的症状，仲景描述这些情况为"无犯胃气及上二焦"。此时患者的热集中于血室，且未出现血结的情况，所以月经是一种正常状态，进入血室之热可以通过月经而泻，使机体能够恢复正常。

学习本条文，我们必须使用脏腑经络的知识来解读，才能够理解得更加准确。此条文中患者出现谵语，并非邪热影响胃腑，而是热入血室，通过下焦影响到心包经。因邪热处于下焦，病机相对固定，并没有通过三焦腑影响三焦经，故未见胸胁下满等其他症状。了解心包、三焦、胃之间的表里关系和穿凿会通关系，是轻松理解本条文的关键。

通过本条文，我们在学习"热入血室"知识的同时，也明白了脏腑经络解伤寒的重要性。

伤寒学习真知之路

> 146 伤寒六七日，发热微恶寒，肢节烦疼，微呕，心下支结，外证未去者，柴胡桂枝汤主之。

太阳与少阳并病，该采用什么样的策略或者方法治疗？这看似是一个简单的问题，但如果不遵循古人的实践和经验，可能就会犯各种各样的错误。通过本条文，我们来看医圣仲景如何解析太阳与少阳并病的治疗。

前面相关条文告诉我们，太阳表证与少阳病同时存在时，我们不能单纯使用发汗法治疗，否则会造成津液亏虚，导致谵语等症，正确的策略应该是二者同时治疗，并告诉了我们针刺治疗的方法。但太阳与少阳并病时该如何用药，前面的条文并没有告诉我们。

本条文，医圣仲景就太阳与少阳并病的药物治疗问题展开了进一步的讲述。条文中的"发热微恶寒，肢节烦疼"是太阳外感的问题，部分人感冒时，除了发热怕冷，还有肌肉关节疼痛。微呕、心下支结是少阳病的症状，其中"心下支结"可以解读为上腹部胀满，并向两侧蔓延。通过学习伤寒我们知道，太阳病有多种症状，少阳病亦有多种症状，通过症状判断疾病发病部位非常重要。此条文讲的两组症状就分别隶属于太阳系统与少阳系统，因此讲二者并病。

表证未解、内又少阳病起，太阳与少阳并病，医圣仲景给出的治疗方剂是柴胡桂枝汤，是小柴胡汤与桂枝汤各自减半之后的一种组合。小柴胡汤治疗少阳病，桂枝汤治疗太阳病，两方组合，以达到两病同治的目的。

人体疾病是复杂的，原因在于我们搞不清楚患者的真正病机，不知道该如何用药，一旦我们明白了患者的病机，有时候疾病治疗又显得极其简单，就如本条文中的两方加减。

伤寒中的跨时空方剂

> 147 伤寒五六日，已发汗而复下之，胸胁满，微结，小便不利，渴而不呕，但头汗出，往来寒热，心烦者，此为未解也，柴胡桂枝干姜汤主之。

对于复杂的伤寒条文，不同医家会有不同的见解，甚至南辕北辙。对于此类条文的解读，我们很难从症状解析病机，只有从方剂中探寻病机，从合适病机的角度再去解析症状，才能更快更好地读懂伤寒。

伤寒本条文所描述的症状虽然复杂，但其治疗方剂却相对简单，即柴胡桂枝干姜汤，由柴胡、桂枝、干姜、栝楼根、黄芩、牡蛎、甘草七味药物组成。从其药物组成看，有以下两个较为明确的特点：第一个特点是寒热药物并用，有桂枝、干姜，还有栝楼根、黄芩，所以很多医家认为患者外有寒饮、内有郁热；第二个特点是疾病涉及太阳、少阳，且以少阳为主，所以方剂中有柴胡、黄芩来清解少阳之郁热。结合患者"伤寒五六日，已发汗而复下之"的前提条件，其病机应该是太阳经阳气受损内陷，郁遏于内，邪热阻滞少阳，故发生条文中所讲的一系列症状。

条文中所讲的"胸胁满，微结"是少阳系统病变的表现，而"小便不利，渴而不呕"是太阳经阳气被郁遏于内，不能化津上承所致。条文中"但头汗出，往来寒热，心烦"是较为关键的症状，头汗出是阳明热，容易被认为是胃腑问题，但把"头汗出"与"往来寒热"放在一起，则告诉我们是少阳经郁热，同时影响了心包，故头汗出，且兼有心烦。方剂中的牡蛎，笔者认为是针对少阳郁热对心包的影响而采取的敛阳祛热之法。

综合来讲，本条文所描述的真实病机是太阳经阳气受损内陷，阳热郁遏后阻滞少阳，从而出现太阳与少阳并病的特殊形式，因为疾病涉及少阳三焦和厥阴心包，所以容易出现消渴症状，这也是部分糖尿病患者使用此方治疗有效的原因所在。通过本条文的学习，我们知道"头汗出，心烦"未必是阳明胃的问题，也可能是少阳三焦热对心包经的影响，这一点在临床上运用得非常广泛，也很关键。

少阳病半表半里，误人误己

> 148 伤寒五六日，头汗出，微恶寒，手足冷，心下满，口不欲食，大便硬，脉细者，此为阳微结，必有表，复有里也。脉沉，亦在里也，汗出为阳微，假令纯阴结，不得复有外证，悉入在里，此为半在里半在外也。脉虽沉紧，不得为少阴病，所以然者，阴不得有汗，今头汗出，故知非少阴也。可与小柴胡汤，设不了了者，得屎而解。

在伤寒太阳篇中，我们会看到不少与小柴胡汤相关的条文，其对应的是少阳病，是少阳病的核心治疗方剂。在后世众多解读伤寒的书籍或者理论体系中，有些认为少阳病是半表半里证，这种说法有依据吗？正确吗？

解读本条文，我们必须明确的一个概念是"阳微结"，其主要是指阳气郁结于内，但对大便影响较轻，仅仅是出现大便硬的症状，故称为"阳微结"；若患者阳热郁结于内，阳热较盛，导致大便干，则是"阳结"。相反，若是阴气郁结于内，阴盛阳衰，不能化生津液，导致大便干则称为"纯阴结"。

医圣仲景之所以重点讲述"阳微结"，是在告诉我们少阳系统之热会波及阳明，导致出现大便硬的情况，但要注意二者之间的界限，阳微结是病在少阳，而阳结病在阳明。该条文第一句提出了"必有表，复有里也"的结论，这是造成阳微结的大环境病变，即先有太阳表证，而后入里形成了少阳证，并轻微波及阳明。条文中的"心下满"是少阳病表现；"微恶寒"提示有太阳表证，但不严重；"头汗出"表示郁热波及阳明，"手足冷""口不欲食""大便硬"则提示阳明热并不重，或者说病之主体不在阳明。

为了让伤寒学习者认识"阳微结"的特殊病机，仲景首先把"阳微结"与"纯阴结"进行了鉴别，认为"纯阴结"是疾病完全在里，其出汗原因是"阳微"，即条文所讲"汗出为阳微"，且不会出现"微恶寒"的表证，这与"阳微结"有表证又有里证不同。其次，仲景把"阳微结"与"少阴病"进行了鉴别，少阴病有怕冷、手足冷的症状，但绝对不会出现"头汗出"，从而判断出病不在少阴。其中我们需要指出一点，即患者存在沉脉或者沉紧脉时，病未必在少阴，也未必是"纯阴结"，还有可能是"阳微结"。

条文最后指出了"阳微结"的治疗方法，即小柴胡汤。若是使用小柴胡汤治疗后，患者疾病仍未完全康复，仍有不爽利的情况，说明邪去而里气未和，可稍微通大便，"得屎而解"。

　　"阳微结"的实质是外有轻微表证，邪热郁于少阳，且少阳热轻微影响阳明系统，故形象地称其为"半在表、半在里"，即后世所讲的"半表半里"。了解"阳微结"的实质后，我们就明白了"阳微结"是少阳病的一种特殊形式，即半表半里，但少阳病却不是半表半里。

胸腹胀满难受怎么办？

　　149 伤寒五六日，呕而发热者，柴胡汤证具，而以他药下之，柴胡证仍在者，复与柴胡汤。此虽已下之，不为逆，必蒸蒸而振，却发热汗出而解。若心下满而硬痛者，此为结胸也，大陷胸汤主之；但满而不痛者，此为痞，柴胡不中与之，宜半夏泻心汤。

　　"纸上得来终觉浅，绝知此事要躬行"，这句话非常适合中医从理论走向实践的转变过程。当我们学习书本知识时，感觉每一种疾病都非常好辨别及治疗，可当进入临床实践时，又感觉难以准确认识疾病，不知道该如何用药。本条文所讲的柴胡证、结胸证和痞证，就需要我们以严谨、科学的态度去学习。

　　本条文一开始告诉我们伤寒五六日，出现了呕而发热，同时还兼有其他一些症状，构成了柴胡汤证，提示太阳病已罢，病邪进入了少阳系统。后世医家总结柴胡证，认为其主要症状有八，分别为口苦、咽干、目眩、脉弦、胸胁苦满、往来寒热、心烦喜呕、默默不欲饮食，被形象地称为"柴胡八证"，条文中所讲的"呕而发热"，亦是柴胡证的重要组成部分。

对于柴胡证的治疗，应该使用小柴胡汤和解少阳，从而振振发热而解，即使患者出现了类似大便干的阳明热证，亦不能使用下法治疗，而是应该使用大柴胡汤治疗。条文中强调，少阳柴胡汤证，虽然使用了下法治疗，如果其病机未出现变化，则仍可以使用柴胡汤治疗。

柴胡汤证出现胀满，是胸腹胀满的一种，后续条文论述了柴胡汤证使用下法治疗还可能出现的另外两种胀满变化。第一种变化是出现少阳邪热进入胸膈，与痰饮互结，形成结胸证，其特点是心下满而硬痛；第二种变化是少阳病使用下法治疗，伤及脾胃阳气，结果造成胃中食物不能有效腐熟，故而生热，形成寒热互结的痞证，典型症状是满而不痛。结胸证使用大陷胸汤治疗，痞证使用半夏泻心汤治疗。

在临床上，部分患者的自我描述是模糊的，往往说自己是消化不好（胸腹满），此时医生需进行有效鉴别，才能正确用药。若不考虑兼加症状，鉴别的方法是胸腹满为柴胡证，满而硬痛为结胸证，满而不痛是痞证。临床中，除非患者疾病非常典型，否则胀满症状表现有轻重之别、疼痛感受有灵敏迟钝之差，此时就需要借助于兼加症状来判定真正的病机。

本条文虽然逻辑非常清晰，但是临床运用时需要我们有扎实的中医功底，再加上细致的辨识，才能真正区分治疗三种胀满，让患者受益。

胸满腹泻不简单

> 150 太阳少阳并病，而反下之，成结胸，心下硬，下利不止，水浆不下，其人心烦。

学习伤寒、解读伤寒条文的过程中，总会有各种各样的惊喜或者挑战，哪怕是简短的条文，也可能给我们带来困惑，需要我们以睿智的眼光去找到解读的突破点。

条文前半部分描述了结胸证形成的过程，即太阳少阳并病，此时使用了下法治疗，造成邪热内侵，与痰饮之邪结于胸膈，形成了结胸证，并见到心下硬的症状。对于条文前半部分的理解，历代医家的认识是一致的，而对后半部分"下利不止，水浆不下，其人心烦"的理解，则出现了截然不同的几种看法，给后世伤寒学习者造成了不小的困扰。

部分医家认为，下之后损伤脾胃阳气，阳气衰败，故而出现"下利不止，水浆不下"的阳虚寒证，至于心烦，乃是正虚邪热内扰所导致；还有部分医家认为，少阳之邪下干胃肠，且阳邪结于胃肠，故见"下利不止，水浆不下"，其心烦乃是少阳邪热问题；还有医家认为，下之后邪热侵袭肠道，故见"下利不止，水浆不下"，其心烦与结胸证有关。

不同医家对本条文的理解，都有其道理所在，但真实的病机是唯一的，究竟是什么呢？从前半部分条文看，疾病特点是太阳与少阳同病，与单纯太阳病使用下法形成的结胸证不同，可见仲景想告诉我们此结胸证形成的过程中有"少阳"夹杂其中。心下硬，可以见于结胸证，亦可见于少阳证，若是把"心下硬"与后半部分条文合在一起理解，则为"心下硬，下利不止，水浆不下，其人心烦"，毫无疑问是少阳邪热对胃肠功能的影响，其中存在下法伤胃肠这个前提。

综合来讲，仲景想告诉我们两层意思：第一层意思是太阳与少阳同病，使用下法，可能会造成相对复杂的疾病变化；第二层意思是肠胃受伤，再受到少阳邪热影响，是形成"下利不止，水浆不下，其人心烦"的原因。学习伤寒，我们不但要拥有扎实的中医基本功底，而且还要学会断句明理。

胃部堵塞感的真实原因

151 脉浮而紧，而复下之，紧反入里，则作痞，按之自濡，但气痞耳。

痞满（痞证）是临床中的常见疾病，其基本病机是脾胃气机升降失常，气机壅滞，故又被称为"气痞"。本条文探索了气痞形成的原因。

解读本条文，我们首先要明确一点，那就是痞证的病症特点，条文中讲是"按之自濡"，即患者虽然感到上腹区域有一种胀满堵塞感，但用手按之，局部是柔软的，不像结胸那样出现腹部硬满。从疾病性质讲，结胸是一种实证，而痞证则是一种虚证，患者本身多有脾胃功能虚弱的根底。

痞证发生的病位在脾胃，尤其是在胃，因其在心下腹部位置，故又被称为胃痞、心下痞。胃腑出现功能异常，尤其是在脾胃虚弱基础上出现功能异常，最为常见的一个特点是寒热互结，这种互结可以由脾胃虚弱、气机壅滞所致，形成之后又会加重气机壅滞。因此，患者痞证出现时，其病机为脾胃虚弱、气机壅滞，蕴含的病理变化是寒热互结。

明白了痞证的病机和基本症状特点，我们再来探寻其发病原因所在。条文讲"脉浮而紧"，使用了下法治疗，结果"紧反入里"，形成了痞证。从"脉浮而紧"我们可以知道患者存在表寒之证，此处医圣仲景没有明确讲是太阳表证，所以可能是少阴感冒早期，其寒邪在表的一种情况。患者脉紧，表有寒邪，兼使用下法伤及脾胃，寒入胃中，进一步伤及脾阳，郁而化热，寒热互结，故而形成痞证。

关于痞证，尽管不同医家见解有所不同，但我们可以明确的是，痞证是以脾胃虚证为主，寒热夹杂、气机壅滞为辅，这是该条文告诉我们的最重要的内容。

医圣仲景如何治疗胸水？

> 152 太阳中风，下利呕逆，表解者，乃可攻之，其人漐漐汗出，发作有时，头痛，心下痞硬满，引胁下痛，干呕短气，汗出不恶寒者，此表解里未和也，十枣汤主之。

人体疾病是复杂的，不同疾病会出现相同的症状，而不同疾病也有自己独特的识别症状。解读本条文的要点就是牢牢把握患者疾病的核心识别症状，这样才能轻松识别疾病，正确用药。

该条文虽然描述的症状众多，但其核心症状却是"心下痞硬满，引胁下痛"，当患者心下部位出现痞硬满，同时牵引胁下出现疼痛时，可以判断是中医的悬饮疾病，是饮留胁下的典型表现。有些医家指出，"引胁下痛"的原因很多，如动作、咳嗽和说话，都可能引发胁下痛，这是识别悬饮疾病的要点。

悬饮疾病形成的原因，一方面是患者本有宿疾，即痰饮之疾；另一方面是外感疾病的诱发，即条文所讲"太阳中风"。痰饮疾病会出现各种各样的症状，如痰饮侵犯胃肠，出现"下利呕逆"；痰饮影响营卫系统，出现"絷絷汗出，发作有时"；痰饮侵犯胃肺，出现"干呕短气"。痰饮邪气的多变性和流动性导致悬饮会出现各种奇怪的症状，所以中医讲"怪病多痰"。

关于悬饮的治疗，我们要考虑到其致病特点，即太阳表证是否已经缓解，表解的情况下才可以使用"十枣汤"下之。医圣仲景告诉我们，判断表解有两个要点：第一个是虽然头痛，但却发作有时；第二个是患者虽然汗出，但却不恶寒。有了"表解"的前提判断，才能使用下法进行治疗。

"心下痞硬满"竟然是悬饮疾病，这是本条文告诉我们的第一个知识点；而表解之前不可使用下法，则是本条文告诉我们的第二个知识点。对于胸水的识别和治疗，医圣仲景确实是认识深刻！

胃病无虚证

> 153 太阳病，医发汗，遂发热恶寒，因复下之，心下痞。表里俱虚，阴阳气并竭，无阳则阴独。复加烧针，因胸烦，面色青黄，肤𪼆者，难治；今色微黄，手足温者，易愈。

围绕心下满，尤其是痞证，医圣仲景给我们讲述了很多相关知识，但自认为还不够，故在本条文中通过疾病误治法，让我们进一步深刻认识痞证的真实病机。

条文开始讲述了两种误治法：一是太阳病没有正确使用汗法，汗出过多，伤及表阳，故仍有发热恶寒的症状出现；二是又错误地使用了下法，造成邪气内陷，形成了痞证。在这个过程中，过度发汗伤其表，误用下法伤其里，造成表里俱虚，阴阳气两衰，故而表现出一种虚证，尤其是无阳证，称为"无阳则阴独"。

整则条文描述的是痞证，虽然是阴阳气并竭而虚，看似无阳热症状，但是我们要认识到痞证的重要特点是"寒热互结"，不可妄用热法。条文中描述的第三种"误治"情况，是对痞证没有真正认识到位，使用了烧针进行温热疗法，结果造成阳明邪热盛，正气更虚，故而出现"胸烦""肤𪼆"，至于"面色青黄"，乃是脾胃虚被肝气克制的表现，病情更加危重。如果患者仅仅是脾胃虚，出现"微黄"，且手足温，即胃阳尚可，则是一种预后良好的表现。

对于胃病病人来讲，虽然很多时候表现为脾胃虚弱、胃阳虚，但其基本特点是"寒热互结"，治疗用药时不可忽视。人体疾病的寒热虚实是复杂的，人为判断可能会出现偏差，此时就需要我们把握疾病的真实病机，这样才不会出现误治失治的情况。

胃病如何用寒药？

> 154 心下痞，按之濡，其脉关上浮者，大黄黄连泻心汤主之。

医圣仲景非常重视伤寒，原因之一是伤寒乃常见病和多发病，原因之二是伤寒会造成多系统的传变，尤其是对少阳、阳明系统造成各种不同程度的影响。在 153 条文中，仲景告诉我们"痞证"无纯虚纯寒之证，不可妄用温热疗法，那痞证能否使用纯寒疗法呢？

仲景在本条文中复述性提到痞证的核心特点，即"心下痞，按之濡"，这是识别痞证的关键症状。该条文还进一步描述了一种脉象，即"关上浮"，其告诉了我们两点意思，第一，同样是痞证，我们可以通过脉象或者其他的兼加症状，来判断气机壅滞的真实原因，这也说明痞证治疗可以有多种方法；第二，关脉主中焦脾胃，关脉浮是脾胃有热的表现，这告诉我们此痞证以热为主。

我们反复强调，"寒热互结"是痞证的基本特点，脾胃虚弱是其内在因素，气机壅滞是其病机核心，本条文所讲的邪热为主导则是痞证表现出来的一种寒热倾向。医圣仲景告诉我们，当患者痞证以邪热为主时，我们是可以使用纯寒之药进行治疗的，即条文所讲的大黄黄连泻心汤。此处我们仍需注意一点，即使使用纯寒之药，也需要中病即止，同时保护身体阳气，故大黄黄连泻心汤的使用方法不是煎煮，而是用沸水浸泡，以防药过病所。

透习痞证"纯阳纯阴"治疗方法的讨论，我们进一步认识到了痞证治疗的基本原则和灵活性。

寒热互结加阳虚怎么办？

155 心下痞，而复恶寒汗出者，附子泻心汤主之。

学习伤寒条文，我们一定要吃透疾病的真实病机所在，这样在临床中才能真正灵活运用条文中的诊疗方法，模糊外感疾病与内伤疾病之间的界限。本条文很好地诠释了看似外感疾病的内治之法。

前面条文解读中提到，心下痞的形成可能由外感疾病所致，也可能是内伤疾病而来，关键点是看寒热互结病机如何形成。本条文开篇提到患者为"心下痞"，但并没有告诉我们其形成的原因，因此，探寻"而复恶寒，汗出"的病因就成了解读该条文的关键。

有些医家认为患者初发疾病为外感疾病，有恶寒、汗出症状，后来此症状消失，形成了单纯的痞证，现在又重新出现了恶寒、汗出症状；有些医家认为患者为内伤型痞证，在此基础上又出现了恶寒、汗出的症状。两种认识，一个认为病因是外感，一个认为病因是内伤，截然不同。

结合历代医家的认识，此处的恶寒、汗出并非外感邪气所致，而是肾阳不足，导致卫阳不能有效地温分肉、肥腠理，毛孔开泄失常所致。因此，本条文中所描述的恶寒、汗出，不是外感，而是内伤，治疗使用附子泻心汤，方剂中既有清痞证邪热的大黄、黄芩和黄连，亦有温肾阳、卫阳的附子。《内经》中讲"卫出下焦"，是本条文解读的关键和依据。

临床中，我们经常会遇到一些异常汗出的病人，在汗出的同时伴有恶寒，此时如果没有外感，就要考虑是肾阳、卫阳不足所致，是标准的内伤疾病。

胃病不好，与膀胱何关？

> 156 本以下之，故心下痞，与泻心汤。痞不解，其人渴而口燥烦，小便不利者，五苓散主之。

解读伤寒条文，我们一方面要精研每一句话、每一个词甚至每一个字，另一方面还要具有一种大局观。精研细微让我们能够得到正确的结果，把握大局则不会让我们走错方向，这样才能真正建立起伤寒诊疗体系。

从条文前半部分的描述看，痞证形成的重要原因是妄用或者误用下法，痞证的治疗主方是泻心汤。使用泻心汤治疗"心下痞"没有见到效果，其中肯定是出现了意外的情况或者病症特点，需要我们进一步去探究"痞不解"的原因。

后半部分条文，医圣仲景告诉我们患者"痞不解"后出现的兼加症状，或者痞证的兼加症状，即"其人渴而口燥烦，小便不利"。通过前面的条文我们知道，口渴、小便不利是体内膀胱湿邪不化的表现，故条文中给出了治疗方剂五苓散。

问题的关键出现了，此条文描述的情况是痞证兼有膀胱湿郁，还是像有些医家所讲的是湿邪留存体内，尤其是滞留膀胱和胃内，导致胃内气机壅滞而出现的一种"水痞"症状呢？从"口燥烦"一词和一元论的角度讲，笔者认为第一种解释较为符合临床病机，即患者痞证，使用了泻心汤治疗，但疾病未解，原因在于其兼有的膀胱湿邪未除，故而再使用五苓散，疾病获愈。

生姜在胃病治疗中的作用

> 157 伤寒汗出解之后，胃中不和，心下痞硬，干噫食臭，胁下有水气，腹中雷鸣，下利者，生姜泻心汤主之。

解读医圣仲景的伤寒条文非常困难，因为要抓住众多症状中那一丝潜藏的关键病机，需要机缘和智慧。伤寒本条文的解读，柳暗花明之处就是"胃中不和"一词。

本条文所讲的核心病症仍是痞证，与其他痞证不同之处有二：一是兼加症状不同，二是条文中着重提出了"胃中不和"一词。患者的兼加症状，一方面是气上逆，夹杂有食物的腐臭气味，即条文所讲"干噫食臭"；另一方面是出现了胁下有水气，且见到腹中雷鸣、下利的症状。患者的这些兼加症状与"胃中不和"有没有关系呢？这需要进一步探讨。

众多伤寒医家认为，此条文中的兼加症状"胃中不和"是解读关键点，因为胃中不和，会出现谷不消、水不化、水谷不分的情况。谷不消，则食物作腐，出现"干噫食臭"；水不化，则会出现水气横逆，故而"胁下有水气"；水谷不分，糟粕未成而下，故而见到"腹中雷鸣，下利"。

痞证+胃中不和形成了一系列的兼加症状，仲景给出的方案是生姜泻心汤，是在半夏泻心汤的基础上加入生姜。此方剂中生姜的作用非常关键，其可通过宣发作用降人体上逆之气，还可以除食臭，又能配合半夏去胁下水气，其本身亦可治疗下利，从而对"胃中不和"起到较好的治疗作用。

通过本条文，我们知道了"胃中不和"的真实意义，以及可能出现的相关症状，也知道了生姜在胃病治疗中的妙用，这极大地方便了我们临床诊疗和用药。

胃部胀满竟然是脾胃虚

158 伤寒中风，医反下之，其人下利日数十行，谷不化，腹中雷鸣，心下痞硬而满，干呕心烦不得安。医见心下痞，谓病不尽，复下之，其痞益甚，此非热结，但以胃中虚，客气上逆，故使硬也，甘草泻心汤主之。

提到伤寒痞证，我们就会想到"泻心汤"家族，包括了大黄黄连泻心汤、附子泻心汤、半夏泻心汤、生姜泻心汤和本条文所讲的甘草泻心汤。通过解读本条文，了解甘草泻心汤之真意，就可以对五大泻心汤有全面深入的认识。

通过学习伤寒条文，我们知道胃病尤其是痞证的基本特点是容易有寒有热、寒热互结，其寒性方面往往是胃阳不足，甚至是脾胃阳气不足，可以笼统地称为脾胃虚弱。临床上，当患者脾胃虚弱明显时，使用下法治疗，会造成脾胃更虚，出现下利不止的情况，即条文所讲的"伤寒中风，医反下之，其人下利日数十行"，这也符合太阴病以"下利"为主要症状之一的情况。脾胃虚弱，水谷不化，还会出现条文中所讲的"谷不化，腹中雷鸣"，因此脾胃虚弱是患者病机中的重要特征。

除了上述情况，患者还出现了"心下痞硬而满，干呕心烦不得安"，会被人误认为是邪热内存的痞证，所以进一步使用下法治疗，导致痞证更加严重。条文写到此处，医圣仲景指出了患者痞证形成的根本原因并非太阳外感使用下法的邪热内陷，而是脾胃虚弱，尤其是胃中空虚之后，内在邪热上逆。

此条文告诉我们，太阳外感使用下法治疗，是痞证形成的重要原因，但脾胃虚弱后使用下法治疗，脾胃更虚，邪热内生，寒热互结形成的痞证亦不能忽视。对于此种痞证，医圣仲景给出的治疗方案是甘草泻心汤，在补益脾胃亏虚的情况下，调节胃中寒热，从而达到标本兼治的目的。另外，甘草还可以缓肝之急，对于下利治疗有益。

外治之法即内治之理，内外疾病实为一理，这是学习伤寒条文时始终要遵守的原则，此理在本条文中亦得到了完美展现。

人体四大腹泻有哪些?

> 159 伤寒服汤药，下利不止，心下痞硬，服泻心汤已，复以他药下之，利不止，医以理中与之，利益甚。理中者，理中焦，此利在下焦，赤石脂禹余粮汤主之。复不止者，当利其小便。

腹泻下利是临床中的常见症状，其可以是单纯的急性疾病，也可见于其他疾病，伤寒条文中更是反复提及下利。腹泻下利有一定的复杂性，所以很多医者分不清下利究竟是谁的问题，也不知道该如何正确用药。本部分我们看看医圣仲景如何分析下利。

条文第一句描述了第一种腹泻下利，即"伤寒服汤药，下利不止，心下痞硬"，此种下利出现在痞证基础上，原因是使用了寒凉下法治疗伤寒，属于脾胃虚导致的下利，应该使用甘草泻心汤治疗。

条文第二句告诉我们，患者服用了泻心汤，但腹泻下利并未停止，医者错误地认为是邪热实证，又使用了下法治疗，结果造成腹泻更甚；此时医者认识到疾病本质为虚证、寒证，于是使用理中汤治疗，效果仍然不好，即"服泻心汤已，复以他药下之，利不止，医以理中与之，利益甚"。理中汤治疗的腹泻下利乃是中焦虚寒、水谷不化之腹泻，此时治疗无效，说明患者病机并非中焦虚寒。

条文第三句明确告诉我们患者的腹泻下利不在中焦，而在下焦，故使用理中汤无效，应该使用赤石脂、禹余粮治疗，即"理中者，理中焦，此利在下焦，赤石脂禹余粮汤主之"。病在下焦，主要是肝肾之寒，影响了大肠之功能，出现了寒迫大肠的滑脱之泻，故而使用赤石脂、禹余粮以"温下固脱止泻"。

条文第四句提出患者腹泻下利仍未止的原因在于水湿之邪留滞于下焦，导致下利，需要利小便以实大便，恢复人体脾肾阳气功能，从而止利，即"复不止者，当利其小便"。

学习伤寒，我们学习的是病机和道理，而不是单纯的治疗方法。医圣仲景通过此条文告诉了我们四种常见的腹泻下利：一是痞证兼有脾胃虚出现的下利；二是中焦脾胃虚寒，尤其是脾虚寒，不能运化水谷而出现的下利；三是下焦肝肾寒，下迫大肠出现的下利；四是水湿停于下焦，偏渗肠道所导致的腹泻下利。

临床中常见的腹泻下利基本都属于这四种范畴，因此熟练掌握该条文，意义重大。

肢体无力 + 跳动，阳虚成痿

160 伤寒吐下后，发汗，虚烦，脉甚微，八九日心下痞硬，胁下痛，气上冲咽喉，眩冒，经脉动惕者，久而成痿。

很多人争论学习医圣仲景《伤寒论》的方法，有些人认为应该从原文入手，多读多背，功到自然成，不需要去看其他注解，否则就会干扰自己的判断；有些人认为应该多看看不同医家的注解，从而找到最正确或者最恰当的理解方法，并运用于临床。通过本条文的学习，我们就会明白，假如没有前人的大量注解，我们很难认识条文背后的真正病机。

条文一开始告诉我们太阳外感疾病误治后出现的异常变化，误治有三，即吐、下和发汗。发汗之所以错误是因为时机不对，即条文所讲"伤寒，吐下后，发汗"。太阳外感误治之后出现了"虚烦，脉甚微"，脉甚微的原因是误用吐下和汗法，伤及人体阳气，尤其是心肾阳气，包括胃阳，造成心肾不交，虚烦是虚火上炎的表现。通过条文前半部分，我们知道心肾阳和胃阳不足是患者基本的病机变化。

阳虚容易出现水饮、水邪为患，胃中空虚，水邪上逆胃中，会出现"心下痞硬"；水邪滞留胁下会出现胁下痛；气上冲咽喉，眩冒，均与水气上逆有关系。条文中所讲的"经脉动惕者，久而成痿"，大部分医家认为是因为阳虚不能有效化津，经脉缺乏津液濡润，故而"经脉动惕"，并进一步形成痿证。

解读该条文，假如没有古人留下的各种伤寒解读资料或者经验，我们很难快速读懂其意。

嗳气打嗝怎么办？

> 161 伤寒发汗，若吐，若下，解后，心下痞硬，噫气不除者，旋覆代赭汤主之。

人体有上、中、下三焦，中焦脾胃最容易受到各种因素的影响，出现以胃气升降失常为核心病机的各种变化，本条文所讲的"噫气不除"就是如此。

医圣仲景在书写伤寒条文时，非常注意疾病发生和治疗过程中的细节，如本条文讲患者伤寒之后，可能使用了三种方法治疗，即发汗、吐法、下法，治疗方法与160条文相同，不同之处是治疗顺序，160条文是在吐下之后发汗。医者在伤寒治疗过程中可能存在误治，但结局是好的，即患者的外感疾病获得好转，至于造成的其他损伤，后面会进一步论述。

医圣仲景告诉我们，伤寒使用吐、下之法，外邪虽解，但心下痞证已经形成，且出现"噫气不除"的情况，给出的治疗方剂是旋覆代赭汤。从方剂的角度，以方测证，患者在病机方面有以下三个特点：第一是胃内气机被阻滞，且升降失常，胃气上逆；第二是噫气不除，其中有痰饮伏邪留滞不去的情况存在；第三是阳明胃与厥阴相通，其中有厥阴肝气上逆的情况存在，故疾病久治难愈。至此，我们大致可以知道患者的病机乃是伤寒吐下之后伤及胃阳，胃阳虚及脾胃虚导致胃内痰饮内伏，在肝气上逆带动下，出现气机上逆的情况。

临床中，疾病诊疗差之毫厘、谬以千里，当出现本条文三重病机所导致的"噫气不除"时，我们单纯从胃论治，从气逆论治或者从痰饮伏邪论治，均难以取得好的治疗效果，只有综合用药，才能获效。

通过160条文与本条文的学习，我们知道痞证的正方是泻心汤，但因为不同患者素体禀赋有差异，所以痞证亦会出现各种各样的变化，临床中尤需注意灵活用药。

肺热郁闭而喘的治疗名方

> 162 下后不可更行桂枝汤，若汗出而喘，无大热者，可与麻黄杏子甘草石膏汤。

本条文与 063 条文症状及所使用的治疗方剂相同，不同之处在于发病原因，063 条文的发病原因是"发汗后"，本条文的发病原因是"下后"。《医宗金鉴》在总结这两则条文异同时认为，病因不同，症状及用药相同，我们应该"从其证，不从其因"，非常经典。

下后，不可更行桂枝汤，原因在于条文中所讲的"汗出而喘"之汗出，不是营卫不和所致，而是邪热内盛，逼汗外出所导致。此条文所讲的"汗出而喘"是肺脏疾病的一种特殊阶段，此阶段既不是外感与肺热兼有的大青龙汤证，亦不是邪热完全入里的白虎汤证，而是介于二者之间的一个阶段。条文中"无大热"一词道出了此特殊阶段的另外一个判断标准，那就是没有明显外在发热恶寒的表证，也没有高热、便秘的内在实热证，而是外邪入肺，肺气郁闭，邪热内蕴的特殊肺热郁闭证。

麻黄杏仁甘草石膏汤在临床中的运用非常广泛，方剂中麻黄可以宣外，杏仁可以降里，二者联合应用可以宣畅肺部气机；患者病机为肺内蕴热，故加入石膏，在麻黄、杏仁的帮助下，把肺内蕴热宣畅出肺；甘草缓急，并补土生金。临床使用该方剂时，需要把握的一点就是邪热蕴于肺内，而重要识别症状就是"汗出而喘"。

医圣仲景通过此条文告诉我们，要想正确使用好伤寒方剂，就必须牢牢把握患者的核心病机，而通过脏腑经络解伤寒，则让病机识别变得标准和简单。

胃病未必用胃药

163 太阳病，外证未除而数下之，遂协热下利，利下不止，心下痞硬，表里不解者，桂枝人参汤主之。

人体病证笼统地讲有表里之分，但详之，必落实于脏腑经络之上，解读本条文的关键就在于明确外在症状所代表的内部脏腑经络病变。

太阳外感疾病，外证未除时，治疗应该以"发汗"为原则，不应该使用寒凉下法。若是此时对疾病误判，使用了下法，就会导致在表之邪热内陷，形成痞证；若"数"下之，则会导致脾胃正气即阳气被伤，出现里虚的情况。

若患者此时出现了下利，是什么原因呢？我们首先想到的可能是脾胃阳虚，即里虚。仲景却告诉我们，患者此时的下利为"协热下利"，即太阳外在邪热内陷，进一步进入小肠形成的一种下利，并非纯里虚下利，这也说明患者目前存在外证未解的情况。"遂协热下利，利下不止，心下痞硬"告诉我们，临床中有原因、有病机、有对应症状，但诊断未必是正确的，需要用发散性的思维去认识疾病的真正实质。

当患者表里疾病未解，表有太阳表证，里有脾胃虚证、寒证时，我们的治疗策略是表里同治，治疗方剂是桂枝人参汤。方剂组成乃是理中汤加桂枝，理中汤治疗脾胃虚寒，桂枝解太阳在表之邪气。

有胃病，为何不能用药治疗？

> 164 伤寒大下后，复发汗，心下痞，恶寒者，表未解也，不可攻痞，当先解表，表解乃可攻痞。解表宜桂枝汤，攻痞宜大黄黄连泻心汤。

人体有五脏六腑及对应经络，它们通过表里关系、穿凿会通关系等产生各种各样的关联，这种关联又导致疾病的多样性。

本条文一开始给我们描述了两件事情：一是患者太阳伤寒使用了两种治疗方法，尤其是误用了"下法"，即"伤寒，大下后，复发汗"；二是患者目前表现出来的症状，既有痞满，又有恶寒，即"心下痞，恶寒"。患者伤寒，使用了错误的治疗方法，一方面存在内伤性的痞证，另一方面依然存在表证，表里同病。

仲景在此条文中进一步提示我们治疗方法，患者表里同病，表未解，此时不能使用攻痞的方法，而是应该先解表，再进行攻痞，治疗方法要有序使用。163 条文讲痞满的表里同病，使用了桂枝人参汤治疗，为何此条文所讲的痞满表里同病，就需要分段有序先解表再攻痞呢？原因有二：一是 163 条文的表里同病，里病的特点是脾胃虚寒，病偏于里；本条文的表里同病，里病的特点是邪热侵袭，病偏于表。二是163条文的表证恶寒症状不明显，以内侵小肠的"协热下利"为主；而本条文的表证仍然以太阳表证为主。

通过仔细分析，认清本条文的病机所在，以及与其他表里同病之不同，加之医圣仲景告诉我们的治疗策略，我们就能熟练治疗此类疾病。医圣仲景进一步告诉我们，治疗该条文所描述的疾病，解表使用桂枝汤，攻痞使用大黄黄连泻心汤。通过本条文学习，我们明白一种疾病的病机可细分为多种，这是伤寒中的疾病诊疗智慧。

胃肠病不愈，责任可能在胆

165 伤寒发热，汗出不解，心下痞硬，呕吐而下利者，大柴胡汤主之。

中医诊疗体系中，以症状组合来确定病、形成证，是中医的一大特色，但在这个过程中，症状雷同的疾病容易出现误诊的情况。本部分我们看医圣仲景如何通过抓关键症状准确进行治疗。

在此条文中，医圣仲景给我们描述了患者的核心症状即"心下痞硬，呕吐而下利"，患者在胃部"痞满硬"的同时，兼有呕吐和下利的症状，与生姜泻心汤的症状类似。生姜泻心汤证乃胃中不和，故而出现上有呕吐、下有腹泻的情况，那么人体其他脏腑导致的病机中，有没有可能出现中有痞满、上呕下利的情况呢？仲景在此条文中告诉我们，少阳疾病也会出现此种联合症状。

本条文开头所描述的疾病情况，即"伤寒发热，汗出不解"，是正确认识本条文病机的关键。患者太阳外感，正常情况下是汗出而解或者病情减轻，但现在汗出后发热不解，这说明疾病已经不在太阳之表，而是进入了身体内部，形成了里证，尤其是阳明里证。阳明里证一般情况下不会出现下利，反而会出现大便干的情况，那本条文的下利该如何解释呢？结合整则条文来看，此条文中所描述的阳明之热，非是阳明实证之热，乃是少阳之热侵袭胃腑所表现出来的一种热象。

总结来看，患者伤寒发热，内传少阳，少阳邪热壅滞，侵犯胃腑，形成胆胃同病的一种态势，胃气壅滞而见心下痞满硬，胆气上逆而形成呕吐，胆热下迫肠道而见下利。症状相同，病机迥异，这是疾病诊疗中随时可能遇到的一种特殊情况，遇到此种情况一定要慎之又慎。医圣仲景在条文最后告诉了我们治疗方法，那就是使用大柴胡汤，这也更加说明大柴胡汤中之大黄并非用于治疗阳明实证，而是用于清泻少阳胆腑之热。

呼吸不畅，一种原因叫有寒

> 166 病如桂枝证，头不痛，项不强，寸脉微浮，胸中痞硬，气上冲咽喉不得息者，此为胸有寒也，当吐之，宜瓜蒂散。

在太阳篇条文中，我们经常可以看到太阳表证因为使用下法、吐法而造成各种各样的疾病传变问题，被称为误治。本条文中，医圣仲景告诉了我们吐法的正确使用方法。

本条文首先给我们描述了一种较为奇怪的症状，即"病如桂枝证，头不痛，项不强，寸脉微浮"，告诉我们患者出现了发热汗出，类似于桂枝证，但却没有头痛、项强等相关太阳表证。此种类似桂枝证的发热汗出及寸脉微浮，除了太阳表证，还可以见于哪一类疾病？仲景在此处给我们埋下了伏笔。

条文继续描述患者的症状，除了"类桂枝证"，还可以见到"胸中痞硬，气上冲咽喉，不得息"。胸中痞硬，说明病位在胸中；气上冲咽喉与胸中气机运行失常，导致气上逆有关，故还见到呼吸异常。条文中总结患者"类桂枝证"+胸中及呼吸异常，乃胸中有寒所致，应该使用吐法，用瓜蒂散把胸中邪气排出体外。

此处我们需要说明两点：第一，《内经》及后世伤寒医家均认为卫气源于下焦、出于上焦，与营卫相关，当胸中寒，阳气不得温煦体表时，就会出现营卫不和的发热汗出，即类桂枝证；第二，瓜蒂散的适应证，条文中讲是寒邪，但临床中可以延伸理解为痰饮宿食。

临床中，"胸中痞硬，气上冲咽喉，不得息"往往被患者描述为呼吸不畅，需要从祛除胸中寒气入手治疗。

肝脾大的中医疗法

167 病胁下素有痞，连在脐旁，痛引少腹，入阴筋者，此名脏结，死。

人体疾病有轻重之别，人体症状亦有主次之分，痞塞不适作为胸腹疾病的重要症状，可见于众多疾病当中，是伤寒体系中的主要症状之一。本条文中，医圣仲景给我们描述了另外一种痞病，让我们对痞病有了更加深刻和广泛的认识。

临床中，痞病可以分为痞满和痞积，痞满是一种无形之邪，痞积是一种有形之邪，痞积也称为痞块。本条文中讲"病胁下素有痞"，讲的是胁下部位素有痞块，对应了临床中的肝脾大。痞块的形成多提示疾病的一种慢性化、虚损化，并提示有形邪气在一定条件下出现局部性的聚集。

条文接着对胁下痞积的特点进行了详细描述，即"连在脐旁，痛引少腹，入阴筋"。中医认为，脐为脾胃之交，脐旁为太阴之地，连在脐旁是肝脾同病；肝主宗筋，少腹为肝肾所居之处，因此痛引少腹、入阴筋体现了肝肾之寒。综上所讲，胁下痞块所表现出来的三个特点，说明太阴、少阴与厥阴三阴同病、同寒、同虚，是难治之证、死证。

需要指出的是，该条文把此种类型的胁下痞积称为脏结，而脏结的重要特点是气机升降失常，尤其是以脾胃气机升降失常为核心，且脏结的核心特性是阳虚寒凝。结合胁下痞积涉及太阴、少阴和厥阴系统，因此我们可以得出结论，胁下痞积，尤其是严重的胁下痞积，乃是三阴寒证，尤其是阳虚寒凝所致，预后差。

表里俱热为何会怕风？

> 168 伤寒若吐若下后，七八日不解，热结在里，表里俱热，时时恶风，大渴，舌上干燥而烦，欲饮水数升者，白虎加人参汤主之。

在伤寒六经体系中，太阳系统最为重要，原因在于太阳疾病的多发性和多变性，尤其是容易从表入里，由表证变为里证。本部分我们看看太阳外感如何演变成为阳明里证。

本条文描述了阳明热证的症状特点，如内热、口大渴、欲大量饮水等，这在临床中非常常见，往往被归结到消渴疾病当中，对应了西医学的糖尿病。此条文虽然讲的是太阳外感疾病的演化，其实质却是一种内伤性疾病，中医界有观点说"人体很多内科疾病都来源于外感"，很有道理。笔者反复强调，学习伤寒条文，一定要跳出外感疾病的局限性，从更加广阔的角度去认识条文的真正病机，原因也在于此。

条文一开始讲"伤寒若吐若下后，七八日不解"，告诉了我们阳明热证形成的原因乃是使用了吐、下之法，伤及了人体阴液，导致津亏燥生，进而出现了阳明热证。条文进一步描述了这种阳明热证的特点，第一个是热，如"热结在里，表里俱热"，准确描述了阳明里热蒸腾而出的情况；第二个是对体表腠理的影响，即"时时恶风"，这是由于津伤热盛，体内气阴耗损，不能荣养腠理所致；第三个是津伤严重的表现，如"大渴，舌上干燥而烦，欲饮水数升者"，这是阳明津伤的典型症状，其中心烦是阳明热的症状之一。

明白了患者疾病形成的原因，以及阳明热盛兼有气阴不足的病机所在，治疗方案就呼之欲出，仲景给出的治疗方剂是白虎加人参汤。白虎汤可以治疗阳明热盛，人参能够补益气阴，该方剂有效契合了患者病机，临床中对于阳明消渴型糖尿病效果独特。

阳明疾病是临床中的常见病和多发病，此条文给我们打开了阳明疾病尤其是阳明热证的治疗思路，需要我们仔细品味。

怕冷竟然是热盛，不可思议

169 伤寒，无大热，口燥渴，心烦，背微恶寒者，白虎加人参汤主之。

人体疾病是复杂的，要认识某些症状出现的真实原因有时非常困难。本条文中，医圣仲景通过对特殊症状的认识，告诉我们背部怕冷的原因并非只有阳虚，还有可能是热盛。

条文一开始简单罗列出了阳明热证的另外一种表现形式，虽无大热，但"口燥渴，心烦"，说明患者的真实病机仍然是阳明内热。有些人认为，阳明内热一定是内外俱热，这是不准确的，阳明内热既可以表现出熏蒸内外，也可表现为蕴结于里，本条文中的"无大热"就是如此。

阳明内热在里，需要一种释放的途径，或者说会借助于体表腠理进行释放。阳明内热可以通过全身体表腠理释放，表现为表里俱热，同时有"时时恶风"的表现；还可以通过背部的膀胱经和督脉区域的腠理释放，表现为"背微恶寒"。此种恶寒并非寒邪在表，也非阳虚怕冷，而是阳明热盛导致背部汗出，津液不润、腠理不固，故而怕冷。

阳明热盛导致背部怕冷，这是医圣仲景伤寒体系中的重要观点，在临床疑难疾病的治疗中意义重大。笔者就曾遇到一例背部经常怕冷的患者，其兼有口干渴的症状，有些医生使用温药治疗，患者病情立即加重，出现咽喉干痛、口渴加重等，使用滋阴生津药物，患者又感觉胃部不适。此患者的病机乃本条文所讲的阳明内热，背后恶寒只是阳明内热的一种外在表现，只有白虎加人参汤才是最佳治疗方案。

渴欲饮水，为何不能清热生津？

> 170 伤寒脉浮，发热无汗，其表不解，不可与白虎汤。渴欲饮水，无表证者，白虎加人参汤主之。

通过前面两则条文的学习，我们认识到了白虎加人参汤在治疗阳明内热疾病中具有独特的疗效，尤其是还能治疗一些类似太阳表证的症状，如"时时恶风"和"背微恶寒"。仲景在本条文中则提醒我们要严格把握太阳表证与阳明里证的界限，不可出现误用白虎加人参汤的情况。

我们知道"发热无汗"这个症状常见于太阳表证，也可见于阳明内热，但若是患者存在脉浮，则表示"发热无汗"是太阳伤寒所致，说明当前表证未解。太阳表证未解的情况下，使用寒凉的白虎汤治疗，可能会导致邪热内侵的情况或者阳气被郁遏，因此不能使用。

渴欲饮水是阳明内热的重要症状，即使患者存在"时时恶风"或者"背微恶寒"，但只要明白其是阳明内热所致，而不是太阳表证，就可以使用白虎加人参汤治疗。相反，若不能断定以上症状是阳明内热所致，或者能够断定是太阳表证所致，就不能使用白虎加人参汤治疗。

仲景对疾病所处阶段的判断以及该如何分阶段用药非常重视，这一点值得我们认真学习。

颈椎病、头晕的另类治法

> 171 太阳少阳并病，心下硬，颈项强而眩者，当刺大椎、肺俞、肝俞，慎勿下之。

太阳表证容易出现两种传变，一种是太阳传阳明，一种是太阳传少阳。前面几则条文讲述了太阳与阳明病变的治疗方法，本条文讲述的是太阳与少阳病变的治疗。

太阳与少阳并病，指的是太阳病未解而传入少阳，出现太阳与少阳同病的情况。太阳与少阳并病，其治疗具有严格的程序，前面条文中提到不可发汗，本条文又告诉我们不可用下法。太阳与少阳并病，会出现什么样的症状？医圣仲景告诉我们会出现三个症状，即"心下硬""颈项强""眩"，其中"心下硬"与"眩"是少阳系统疾病的症状，而"颈项强"是太阳疾病的特点。

太阳与少阳并病，治疗策略是二者同治，医圣仲景给出的最佳治疗方法是针刺，并给出了三个穴位，分别是大椎、肺俞、肝俞。三个穴位中，大椎、肺俞针对太阳表证；肝俞针对少阳疾病，清泻肝胆之邪热。内外同治，以达到治疗太阳与少阳并病的目的。

临床中，我们会听到很多误治法，有些人认为是古代医生太笨，其实是患者症状的多样性和隐匿性以及症状描述的模糊性，给识别症状造成了困难。本条文所述症状，患者就诊时往往会描述为颈部不舒服、头晕、胃部不舒服，医者很容易误诊为颈椎病，而不能认识到患者真正的病机。

学习本条文，关键是把握太阳与少阳并病的症状组合，并通过症状组合认识到患者病机发展的过程，这样才能准确把握患者的病机。

腹泻下利之主方

172 太阳与少阳合病，自下利者，与黄芩汤；若呕者，黄芩加半夏生姜汤主之。

本条文非常重要，原因在于其讲述了腹泻下利的一个重要病机，并设定了治疗方法和方剂。该条文中的黄芩汤被后世有些医家称为"万世治痢之祖方"，也说明学好本条文的必要性。

条文一开始给出了患者的一个核心症状"自下利"，即患者出现了腹泻下利的情况，其原因是"太阳与少阳合病"。太阳与少阳合病形成的状态有两个特点：一是太阳表邪存在，邪热不得开散，郁于表；二是少阳枢机不利，出现胆内邪热郁滞。当胆内相火与太阳邪热相合，不能疏泄，则会下走肠道，形成腹泻下利。

太阳与少阳合病，形成腹泻下利，其核心在于邪热郁滞于少阳胆，故用黄芩汤清胆热是其核心治疗方法。方剂中黄芩是君药，起到主要作用；芍药敛阴，并防止肝胆之气横逆，同时能够缓急止痛；大枣、甘草可以滋养中土。整体来看，本方的治疗思路是清胆热以复阴津，并防止脾伤，进而使在表之邪自解。

条文中还提到，若是患者出现呕吐的症状，说明胆气上逆，需要加用半夏、生姜以辛散降逆，畅通少阳胆之气机，使用黄芩加半夏生姜汤。

学习本条文我们需要注意一点，少阳系统包括胆与三焦，我们经常认为柴胡是少阳系统之核心药物，但其主要是针对少阳三焦而言，就少阳胆而言，黄芩则是主药，柴胡有时候并不一定必用。

本条文虽然症状简单，但是其知识点却非常关键，而且还告诉我们一种治疗顽固性腹泻下利的方法。

上热下寒的另类治疗方法

173 伤寒，胸中有热，胃中有邪气，腹中痛，欲呕吐者，黄连汤主之。

疾病治疗的过程中，我们总会遇到一些特殊类型的疾病形式，此时就需要我们借用前人总结出来的经验，来获得患者的真实病机，并给予最佳的治疗方案。医圣仲景在本条文中所讲的黄连汤，其药物组成为黄连、干姜、桂枝、人参、半夏、大枣、甘草，该方剂虽然与半夏泻心汤类似，但针对的是不同的两种病机。

本条文给出了两个重要的症状，分别为"腹中痛"和"欲呕吐"，其中还有一个隐藏的症状叫作"胃部不适"。如果病人出现本条文中的症状，就诊时往往会描述说："医生，我感觉自己的消化出现了问题，胃不舒服，老是想呕吐，还有些肚子疼，这是怎么回事？"一个马虎的中医可能会诊断为单纯的胃病，并认为是上热下寒，使用半夏泻心汤治疗。

仲景在分析本条文时认为，患者的病机为"胸中有热，胃中有邪气"，胸中有热，故出现上热症状，欲呕吐；胃中有邪气，乃寒邪导致的胃中不和，并出现寒邪下行，故见腹痛，同时有胃气升降的失常。本条文的真实病机乃上有胸中热、下有胃肠寒，其中肠寒往往兼有心阳不足。针对这样的特殊病机，仲景给出的治疗方剂是黄连汤。

黄连汤与半夏泻心汤对比有两大不同：一是黄连汤中无黄芩，加用了桂枝，说明该病机中无胆热，但有肠寒，甚至心阳虚；二是黄连汤重用黄连，以黄连为君药，清胸中之热，突出了该病证的重要特征是上热。

学习伤寒，解读伤寒，当我们能使用有效的工具如脏腑经络等认识到疾病本质，则会更有兴趣。

医圣仲景讲风湿

174 伤寒八九日，风湿相搏，身体疼烦，不能自转侧，不呕，不渴，脉浮虚而涩者，桂枝附子汤主之。若其人大便硬，小便自利者，去桂加白术汤主之。

风湿疾病是临床中的常见疾病，但也容易被忽视，尤其是疾病早期，容易被误认为是感冒类疾病未愈，耽误治疗。本条文主要讲述风湿疾病的一般发病情况和常规治疗方法。

本条文一开始告诉了我们风湿疾病形成的原因——"伤寒，八九日，风湿相搏"，即患者伤于寒，八九日未愈，又与风湿二气相合，形成了风湿性的痹病。历代医家根据此条文认为风湿痹病的原因是"风、寒、湿"三气杂至，合而为病，道出了痹证的病机本质。在认识风湿痹病的过程中，我们要牢牢把握"风、寒、湿"三气的特点，以及其与脏腑之间的关系，从而确定最佳的治疗方案。

风湿痹病，根据原因及患者体质不同，症状会有差异，本条文中患者的症状为"身体疼烦，不能自转侧，不呕，不渴，脉浮虚而涩"。其中"身体疼烦"是风湿痹证的主要症状；"不能自转侧"进一步提示湿邪在疾病发病中的重要作用；"不呕，不渴"说明患者病未传里，没有出现其他里证变化；脉浮虚而涩，代表患者表阳虚，湿气凝滞，邪气不能被有效发散祛除。

风、寒、湿三气杂至，滞于体表，形成痹证，医圣仲景给出的治疗方剂是桂枝附子汤（桂枝、附子、生姜、大枣、甘

228

草）。方剂中桂枝、附子充实人体表阳，祛除体表之风寒湿邪；生姜助桂枝、附子的温阳之力；大枣、甘草缓和桂枝、附子药性，并有辛甘助阳之功。全方以改善人体表阳虚为核心，进而达到祛除外邪的目的。

痹证风、寒、湿三气杂至，湿邪内存则大便会偏溏、小便不利，若是大便硬、小便自利，说明脾虚被湿所困，不能为胃行其津液，故而表现出大便干的情况。针对此种情况，治疗策略要做出调整，需要加用白术以健脾祛湿，恢复脾之功能，才能有效祛除风、寒、湿三气，此时桂枝之燥与病机不合，故而不用，在桂枝附子汤基础上，去桂加白术汤主之。

风湿疾病的终极疗法

> 175 风湿相搏，骨节疼烦，掣痛不得屈伸，近之则痛剧，汗出短气，小便不利，恶风不欲去衣，或身微肿者，甘草附子汤主之。

在条文 174 中，我们提到风湿疾病的基本原因是"风、寒、湿"三气杂至，合而为痹，然三气之中又以风、湿二气为主，导致疾病缠绵难愈。本条文进一步阐述风湿疾病进展阶段的治疗原则和措施。

我们日常所讲的风湿疾病，大多数是风湿邪气对人体骨节筋脉的影响，且以僵硬疼痛为主要不适症状，即条文所讲"风湿相搏，骨节疼烦，掣痛不得屈伸，近之则痛剧"。仲景在描述风湿关节疼痛时用非常形象的语言介绍了其特点，即关节疼痛，好像有什么东西束缚着一样，不能有效地屈伸，如果勉强去屈伸，则会疼痛剧烈。仲景在条文中的这段话，是识别风湿关节疾病的关键点。

风湿疾病的特点是风、寒、湿三气杂至，但风湿侵入人体关节，"湿邪凝滞"是重要特点，且湿邪会对人体上、中、下三焦造成不同的影响。湿邪影响上焦，兼阳气虚，会出现"汗出短气"；湿邪影响下焦，阳气不运，会出现"小便不利，恶风不欲去衣"；湿邪影响中焦脾胃健运，湿邪留滞，出现"身微肿"。风湿对人体关节筋脉影响的针对性，以及对三焦影响的广泛性，导致风湿治疗相对困难。

涉及骨节经筋的风湿疾病与风湿在表的风湿疾病的治疗有很大区别，不能使用发汗的方法，而应该恢复人体内部虚损之阳气，并培补中土以祛湿，仲景给出的方剂是甘草附子汤（甘草、附子、桂枝、白术）。方中甘草培补中气，附子、桂枝恢复人体阳气之虚，白术健脾祛湿以复中土，四药合用，既能够治疗局部的风寒湿痹，又能够调节三焦湿邪运行，起到药到痹除的作用。

结合 174 条文，仲景对风湿性疾病从在表和在里两个方面进行了论述，并根据湿邪性质调整药物，全面揭示了风湿痹病的治疗秘密。

风湿关节疾病的热从何来？

176 伤寒，脉浮滑，此以表有热，里有寒，白虎汤主之。

本条文争议较大，争议的焦点是风湿疾病表里之"寒热"问题。

本条文涉及两个重要知识点：一是讲述了一种特殊的风湿状态，其与常见的风湿痹证发病特点不同；二是这种风湿疾病的治疗方剂是白虎汤。白虎汤主要治疗阳明热证，可以是表里俱热，也可以是里热证，而风湿痹证是一种寒证，为何能够使用治疗里热证的白虎汤呢？

条文中讲此种痹证的脉象为"浮滑"，浮为表有热，滑为里有热，因此疾病特点为"表有热、里有热"，而不是条文中所讲的"表有热、里有寒"。伤寒众多医家认为，此条文为错笺，应该改为"表有热、里有热"，至少也要改成"表有寒、里有热"，这样才能使用白虎汤治疗，事实是这样吗？

风湿痹证，在关节疼痛的同时出现局部红肿热痛，甚至是全身性的热证，伤寒医家认为这是"寒化热"的表现，但这个过程是如何进行的，历代医家均未能具体描述出来。笔者看来，风湿痹证的本质是风、寒、湿三气杂至，里有虚寒是其重要特点，但这个虚寒多表现为脾肾阳气不足，可能涉及胃阳虚，故讲风湿痹证"里有寒"是正确的。

从脏腑经络的角度入手，结合"五脏穿凿论"，心包与胃相通，胃阳虚的同时可能出现心包经的热，即上热下寒，或者说寒热错杂。《经方三十六讲》一书中认为"白虎汤"乃是针对心包腑而设立的方剂，非是针对胃而设，只不过胃腑实证会导致心包经热证，故有些人认为它是阳明胃之主方，其实不然。当患者心包经有热，风湿痹证局部病变由寒化热，出现红肿热痛，形成了局部或表有热时，脾、肾、胃仍然可以是阳虚有寒的情况，治疗以"标"为主，使用白虎汤治疗。

从脏腑经络看伤寒，我们才能看到伤寒之真意，才能坚持自己的一些想法，不被所谓的伤寒大家的思想所左右，这或许是我们学习伤寒应该具有的一种态度。

心律失常的仲景治法

> 177 伤寒，脉结代，心动悸，炙甘草汤主之。
>
> 178 脉按之来缓，时一止复来者，名曰结。又脉来动而中止，更来小数，中有还者反动，名曰结，阴也。脉来动而中止，不能自还，因而复动者，名曰代，阴也。得此脉者，必难治。

太阳篇最后两则条文讲述了脉结代的相关问题，相当于现代医学所讲的以心率偏慢为主的心律失常性疾病。脉结代的发生最初与伤寒有着不可分割的关系，故被列入太阳篇进行了论述。

首先我们来认识何谓"脉结代"。脉结代包括结脉和代脉两种脉象，其共同特点是脉缓，即条文所讲的"脉按之来缓"，这与促脉的脉数不同。条文中讲结脉的特点是"时一止复来"，即脉搏的规律性跳动出现了异常，中间有一次心跳停止的情况。在这种情况下，脉搏反而提前出现了跳动，类似于"早搏"，即条文所讲"脉来动而中止，更来小数，中有还者反动"。代脉与结脉不同，规律性跳动中有一次心跳停止后，没有出现自救性的提前跳动，而是到下一次复搏，心跳才恢复正常，相当于现代医学讲的"逸搏"，也是条文所讲的"脉来动而中止，不能自还，因而复动者"。

脉结代，仲景称其为"阴"病，其本质是心脏阳气虚、阴气偏盛，兼有气血凝滞，进一步发展出现的阴盛阳亡的危候，故称其"必难治"。对于脉结代的治疗，仲景给出的方剂是经典名方炙甘草汤（炙甘草、桂枝、生姜、大枣、人参、生地黄、麦冬、麻仁、阿胶），因其可以恢复脉搏异常跳动，故又称"复脉汤"。

炙甘草方剂中，炙甘草、桂枝、生姜、大枣、人参能够温阳补气；生地黄、麦冬、麻仁、阿胶能够养阴精。煎煮时使用清酒化瘀，且其中的生地黄能逐血痹、麻仁能泻血中寒气。诸药配伍，能温心阳、补阴津、通血脉，从而达到复脉的目的。仲景在治疗脉结代时，没有使用丹参、红花这类活血化瘀药物却达到通血脉的目的，这是治疗脉结代的珍贵用药经验。

本条文作为太阳篇的结尾，一方面给我们讲述了脉结代的治疗方法，另一方面告诉我们伤寒可以直接对心脏产生特殊的影响。通过最后两则条文的学习，也让我们更加深刻地体会到了伤寒"内外疾病同理"的疾病整体观。

第三部分

结束语：伤寒美好蓝图绘制问答录

《伤寒论》及医圣仲景为何能够成为
中医发展的里程碑？

近现代有两大中医名家，也是伤寒名家，被业内尊称为"南陈北刘"，即陈亦人先生与刘渡舟先生。两位中医界天花板的代表人物都非常推崇《伤寒论》，认为它是中医发展的里程碑。

历朝历代至今，医疗一直是人民生活中不可或缺的行业，原因在于大家对生命健康的持续关注与敬畏，于是出现了许多的优秀医家，也产生了丰富多样的医疗健康方法。尽管医疗手段众多，但其都需要一个根基，那就是对人体生理和病理机制的正确认知，因为这是进行有效治疗的关键点。

《内经》之所以能够成为中医经典，且为经典之首，原因就在于其对人体生理病理知识进行了全面的总结，并汇总了各种治疗策略。后世的众多经典和中医典籍都是在《内经》的基础上发展而来，而医圣仲景的《伤寒论》则是对《内经》思想最核心部分的实践演绎。

有些人讲医圣仲景的《伤寒论》与《内经》没有关系，认为《内经》属于医经派，《伤寒论》属于经方派，把二者割裂开来，这种认知是极其错误的。无论是伤寒南派代表陈亦人先生，还是伤寒北派代表刘渡舟先生，都认为《伤寒论》与《内经》是一脉相承的关系，尤其是刘渡舟先生，一直坚持认为医圣仲景的伤寒六经体系的本质就是《内经》中的脏腑经络的生理病理关系。

医圣仲景的《伤寒论》能够成为中医经典，医圣仲景能够登临医圣宝座，根本原因在于其以病症的条文形式，演绎了《内经》脏腑经络的生理病理变化和治疗策略，并给出了对应的治疗方剂。所以，我们在歌颂医圣仲景及其《伤寒论》时，也要认识到其根基在于《内经》，非是漂泊浮萍，是基于理论基础上的中医实践。

《伤寒论》源于《内经》，是《内经》的升华，这是医圣仲景及伤寒体系能够成为中医里程碑最核心的原因。

问题 2

医学千变万化，有没有基础不变的东西存在？

中医在几千年的发展过程中，出现了多种多样的疾病诊疗方法，产生了众多的流派，中医也逐渐从经验医学发展为一个完整的医学体系。然而无论中医如何发展，其必然不能脱离两个基本属性，一个是脏腑经络的物质基础属性，一个是疾病发生时的内在关联与外在关联属性。

物质属性，是人体最根本的属性，因为所有疾病的发生发展都是在心、肝、脾、肺、肾这些脏器的基础上实现的，且不论是气血问题，还是经络问题，都与脏腑相关。无论是中医还是西医，无论采用什么样的方法和手段去认识脏腑，脏腑都是在按照自己固有的规律有序运行，不会因为我们的意志而改变。因此，我们对人体脏腑的认知永远在进步，但永远不会到达终点。

疾病发生时的内在关联属性和外在关联属性，是必然存在的一种属性。人体是一个完整有机的整体，一个脏腑出现功能失常，必然会导致相关联的脏腑出现问题；人具有社会属性和自然属性，在生活中必然会受到自然界"风、寒、暑、湿、燥、火"六气的影响，以及情志、劳逸失常的影响。生活中，有些人一遇到压力就头痛，就属于中医的外在关联属性。

学习中医，我们一定要牢牢立足脏腑的物质属性，以脏腑为核心，去探索其内部关联属性和外部关联属性，这样才能真正探索出中医的奥秘。

问 题 3

中医的物质属性具有什么样的特点？

无论何种疾病，无论疾病是急性还是慢性，无论疾病轻或者重，都不能脱离人体这个物质结构，不能脱离人体脏腑经络气血，故历代医家的中医理论体系，无论是脏腑辨证、卫气营血辨证、三焦辨证、八纲辨证以及伤寒六经辨证，都不能脱离物质属性。对于客观事物的物质属性认知是相对容易的部分，原因在于其具有可重复性、能积累性、不断扩展性等特点，这是现代医学能够快速发展起来的重要原因。

中医从起源到发展壮大，从《内经》到后世各派医家、名家的学术思想，脏腑为核心的物质属性始终贯穿其中，这是中医始终能够屹立于世界民族之林而一枝独秀的原因所在。中医以脏腑为核心的物质属性在发展壮大的过程中也存在一些曲折，如民国时期一些医家提出的"脏腑虚化论"，认为人体脏腑不是实体，而是一种功能综合体，就差点给中医发展带来灾难性后果。但瑕不掩瑜，脏腑物质属性为发展主线是既往中医物质属性发展过程的主旋律。

医学发展的主旋律是融合、提升与前瞻，所以中西医结合始终是国家对医学发展的战略重心，而脏腑的物质属性是二者能够结合的基础和出发点。中医物质化解读，包括我们前面提到的伤寒六经实质的解读，必须以脏腑经络气血为核心，坚持伤寒的脏腑经络物质属性，这是发展中医、中西医结合的前提。古往今来无数医家为中医的脏腑物质属性发展呕心沥血，尤其是伤寒大家刘渡舟先生，更是始终坚持伤寒的脏腑经络属性，这种务实的精神值得我们敬仰。

总之，中医以脏腑经络为核心的物质属性是中医的绝对核心。中医过去的发展有过曲折，但瑕不掩瑜，未来的发展是步步为营、中西结合！高山让人仰止，前提条件是不能让云雾遮住高山的雄伟坚实！

中医的关联属性为什么要分出对错优劣？

中医的关联属性分为内部关联和外部关联，其中内部关联较为重要，也是出现认知偏差最大的部分，所以本部分所讲的关联属性指的是内部关联属性。

与中医的物质属性不同，认识中医脏腑经络气血之间的关联属性不太容易，这一方面有赖于对疾病长期大量的观察，另一方面有赖于人为对观察到的现象进行总结及升华。在总结升华的过程中，就会出现各种人为因素的干扰。有些人认为中医与阴阳关系密切，使用阴阳、表里、寒热、虚实总结中医；有些人认为中医与五行关系密切，使用五行生克制化理论总结中医；有些人认为中医与《易经》关系密切，使用易学理论总结中医；有些人认为中医与兵法有一定联系，使用兵法来总结中医；有些人认为中医与脏腑表里关系密切，用脏腑表里的关系总结中医。

在如此众多的中医关联性理论当中，有其相对合理的部分，但也有不确定的因素掺杂其中，所以必须分出优劣，甚至淘汰错误理论。事实的真相只有一个，当我们用一种外在理论去定义这个事实，就会出现盲人摸象的结果，看到的是中医的局部而不是全貌。我们所熟知的一些中医流派，如寒凉学派、温补学派、滋阴学派、补土学派等，虽然都为中医发展做出了杰出的贡献，但是他们提出的中医内部关联属性都存在片面性。

对于中医的关联属性，尤其是内部关联属性，一定要分出优劣对错，然后再加以整合，才能使中医得到全面正确的发展，而整合的工具就是医圣仲景的伤寒六经体系。伤寒六经体系是中医发展的希望，但其自身亦需要进一步明确该如何定义脏腑经络之间的关系或者关联，这是又一个重大课题。

为什么一定要使用脏腑经络解伤寒？

中医发展，尤其是医圣仲景的伤寒体系，存在着一个明显的问题，那就是"繁而不荣"，即每个时代都有众多的医家研读伤寒、应用伤寒，也出现了不少伤寒名家，但始终不能形成一种积累，让中医像金字塔一样向上发展，而是像波浪一样起起伏伏，原因是什么呢？

医圣仲景的伤寒体系，条文编写是以症状组合来判断患者所处的疾病状态，然后使用相对应的方剂治疗，但并没有明确告诉我们该使用什么样的理论来分析条文背后所蕴含的病机。后世医家为了解读伤寒，提出了各种各样的理论体系，有以脏腑经络解伤寒者，有以五运六气解伤寒者，有以八纲理论解伤寒者，有以易经八卦解伤寒者，甚至有以兵法解伤寒者。伤寒解读理论的不确定性，形成了历代伤寒医家和伤寒典籍繁杂，但中医始终不能繁荣起来的尴尬局面。那么，怎样解读伤寒才是正确的呢？

医圣仲景伤寒理论体系的正确解读方法，必须具备三大条件：一是必须具备物质确定性，这样才能应用于人体，也才能形成稳固的医学理论；二是必须能够有效解读人体脏腑经络气血之间的生理病理关联，这样才能应用于临床；三是物质属性与脏腑经络的关联属性能够相互对应，形成一个有机整体。

脏腑经络气血是人体的物质基础，具备了医学的物质属性，故其具有确定性的先天条件。如果我们能够探寻到脏腑经络气血自身的关联性，那就能把物质属性与关联属性合为一体，更加靠近真实的生理病理状态。脏腑经络气血之间的明确关系，我们教材中指的是脏腑之间的表里关联性，如心与小肠相表里、肝与胆相表里、脾与胃相表里、肺与大肠相表里、肾与膀胱相表里、心包与三焦相表里。

表里关系临床运用非常广泛，但其不能有效解读医圣仲景的伤寒六经体系，这是众多伤寒医家试图使用脏腑经络解伤寒，最后都失败了的原因所在。而"五脏穿凿论"的出现，为脏腑经络解伤寒提供了有效的工具，使脏腑经络气血的关联性真正确立了起来，且具备非常高的确定性。该部分内容在《经方三十六讲》一书中讲得比较细致。

中医要发展，伤寒必须先完善，而脏腑经络解伤寒则是伤寒繁荣发展的第一步，也是最为重要的一步。

问 题 6

使用脏腑经络解读伤寒条文，究竟能够达到什么样的目的？

医学的本质是治病救人，疾病的本质则是以脏腑为核心的物质结构出现了异常，所以任何医学体系都不能脱离身体这个物质基础而存在。众多的中医理论，如阴阳学说、五行学说、五运六气学说等，可以用来解读中医，但不能代表身体内部脏腑经络和气血的运行规律，所以，以脏腑为根基学习中医、发展中医才是根本。使用脏腑经络解伤寒条文，最终我们可以达到三个目的，完成中医学习从基础扎实到系统稳定的提升。

第一，疾病发生的过程是身体脏腑功能体系运行失衡的过程，所以每一种疾病的出现都有其固有的规律，古人的中医书籍和医案，尤其是《伤寒论》，记录了众多的病机学知识。我们通过这种解读，深入探究伤寒条文中蕴含的疾病病机，将其抽象出来，纳入伤寒六经的脏腑经络体系，重新构建伤寒六经诊疗体系，从而方便学习及使用。

第二，同一种医学应该具有完整性，同时具有时空的一致性和序贯性，我们通过这种解读，可以弥补《内经》《伤寒论》与现代中医内科学的时空缺憾。一直以来，大家普遍认为《内经》、现代中医内科学与脏腑经络有关系，但医圣仲景的伤寒六经与脏腑经络没有关系，这造成了三者不能贯穿为一线，出现人为割裂。通过脏腑经络解伤寒，把伤寒条文脏腑经络化，这就完成了三者合为一个整体的目标。

第三，中西医结合提了很多年，但是一直找不到切入点，因为二者理论和实践有很大差别，且中医自身的很多理论也存在较大争议。通过脏腑经络解伤寒，把伤寒脏腑经络化，完成中医在脏腑经络气血方面的完整统一，这样中医与西医都以脏腑为物质基础。中医西医具有了物质一体性，有了共同的物质基础，才能真正有效结合。

用脏腑经络解伤寒，能够完成中医自身病机体系构建、中医的完整一体性、中西医有机结合，这是我们能够达到的三个目的。

问题 7

为何只有伤寒医学体系能够承担未来医学体系发展的重任？

医学发展的方向包括了微观方向和宏观方向，现代医学侧重于微观方向的发展，中医侧重于宏观方向的研究，微观方向的发展具有非常明显的客观性，而宏观方面的发展则需要更多地观察总结甚至预测。宏观体系可以容纳微观体系，但微观体系不能囊括宏观体系，加之现代医学在情志疾病、慢重疾病等方面的短板，使其很难在短期内实现大的突破或者变革，所以中医就成为未来医学的一个主流。

回顾中医几千年的发展，虽然有无数的优秀医家，有众多的医学流派，但中医发展始终处于起起落落的状态，未能扎实繁荣发展，这对于自然学科来说是一种不正常的发展模式。探寻原因，是中医发展缺乏一个大一统的理论来海纳百川，把所有的中医经验、理论、流派纳为一体。中医要成为未来世界医学的主流，就必须先完善自身体系的构建，而其突破点和关键点就在于伤寒诊疗体系。

在中医理论和实践体系中，只有医圣仲景的伤寒六经系统是一个完整涉及各个脏腑经络的医疗体系，其先天具备王者气质，这也是众多医家不断回归伤寒、解读伤寒、构建伤寒的根本原因。以脏腑经络气血为物质属性和关联属性的伤寒体系，是真正拥有生命力的疾病诊疗体系，是中医学和未来医学的发展方向。

未来医学看中医，中医架构须伤寒，拥有了脏腑经络的伤寒体系具有无穷的生机，可以承担未来医学体系发展的重任。

问题 8

《经方三十六讲》解读伤寒条文，在伤寒和中医诊疗体系方面有何创新？

《伤寒论》作为中医经典之一，古往今来受到很多医家的追捧，国内解读伤寒条文的医家很多，且形成了不同的伤寒流派，但真正使用脏腑经络有效解读伤寒，且最终能够形成理论体系的还没有。本书使用《经方三十六讲》的理论解读伤寒条文，填补了这一空白，尤其是借助"五脏穿凿论"这一工具。

《经方三十六讲》是笔者的第一本医学著作，书中不但从脏腑经络的角度诠释了伤寒六经，还构建了"六经三十六方"的伤寒诊疗体系。《经方三十六讲》一书从脏腑经络的角度认识伤寒，沿用这种思想，该书从脏腑经络的角度解读伤寒条文，把伤寒条文中蕴含的病机具体性、规范化、简单化，从而方便伤寒学习者运用。

《经方三十六讲》解读伤寒条文，在业内是独树一帜的存在，其理念具有传承性，亦有创新性，所以读者需要以一种开放的心态去接纳该理论，运用该理论，甚至完善该理论。笔者愿与同道一起，为中医发展贡献自己的微薄之力。

《经方三十六讲》从独特的视角解读伤寒条文，能够打破老中医和年轻中医之间的技术壁垒，让青年中医可以快速成长起来，长江后浪推前浪。

中医发展讲究传承及创新，传承意味着继承历代医家优秀的诊疗经验，创新代表着必须推动中医更进一步发展。《经方三十六讲》解伤寒条文，就体现了中医的传承性和创新性。

伤寒发展的宏伟蓝图，除了医学方面，还有没有其他意义？

一直以来国家都在提倡中国文化要走出国门，把我们优秀的传统理念或者技术分享出去，和世界各国、各民族有更好的交流，然而这个任务非常难以完成，因为传统文化对外交流缺乏一个有效的技术载体。我们的四大国粹，只有中医是最有可能完成对外交流任务的一种手段，因为其医疗属性是刚需，且其先天具有文化的属性。

中医要承担对外交流的任务，我们首先要做的是找到中医的核心，这是其能够持续对外交流的生命力；其次是用合适的手段或者方式推广出去。大量的实践证明，中医的核心是伤寒，以伤寒为中心的中医疾病诊疗体系是中医对外交流的生命力和竞争力所在。

做好伤寒六经体系的脏腑经络化解读，以脏腑为共同根基，中西医结合，这样就可以有效地转换语言模式，使对外交流顺畅。认同中医，感受中医蕴含的传统文化，进而接触我们更加博大优秀的文化内涵和民族内涵，才能达到深入交流的目的。

伤寒发展蓝图绘就，明伤寒、强中医、中西结合、对外交流是我们努力的方向。

本书解读伤寒条文，为何只解读了太阳篇的 178 则条文，而没有解读所有条文？

　　授人以鱼不如授人以渔，以脏腑经络解读伤寒条文是一种全新的思维模式，通过对太阳篇 178 则条文的解读，读者基本已经可以掌握这种方法，完全有能力深入学习伤寒其他条文，这是本书目前只解读太阳篇的重要原因。另外，对于伤寒条文的完整解读，耗时会较长，为了更好地让本书与读者见面，更好地传播脏腑经络解伤寒的思想，让大家尽快掌握这种学习中医的方法，遂先重点解读了太阳篇条文。

　　伤寒六经，虽然处于一个诊疗体系内，是一个完整的疾病架构，但是太阳篇与其他五篇有所不同，其主要讲述的是外感疾病，以及外感疾病发生后出现的传变、并病、坏病等内容。虽然会涉及其他脏腑经络，但是仍以太阳系统的肺体系、膀胱体系为核心。本书在编写的过程中，以太阳篇条文为解读对象，一方面是探寻条文本身的真实意义，另外一方面是抽象出内伤疾病的治疗方法，倡导疾病内外同治思想。

　　伤寒其余五篇的内容与外感疾病有一定关联，但更多是少阳系统、阳明系统、太阴系统、少阴系统和厥阴系统相关脏腑经络的病变，具有各自不同的特点和治疗方法，偏重内伤疾病。解读这五个篇章，需要更加灵活开放的思维模式，甚至是超脱伤寒条文本身，扩展更多的治疗方法。

　　基于以上原因，本书以太阳篇 178 则条文为核心，初步构建了脏腑经络解伤寒的全新伤寒学习模式，以抛砖引玉。以书为介，在与同道的不断交流中，笔者会听取同道的建议和意见，去完善脏腑经络解伤寒的思维体系，以更加饱满的精神状态和开放的思维方式去完成整个伤寒六经体系以及《金匮要略》条文的解读。